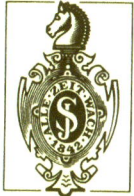

Monographien aus dem
Gesamtgebiete der Psychiatrie   **35**

Herausgegeben von
H. Hippius, München · W. Janzarik, Heidelberg
C. Müller, Prilly-Lausanne

Band 24   **Schizophrenie und Aufmerksamkeitsstörungen.**
Zur Psychopathologie der kognitiven Verarbeitung von
Aufmerksamkeitsleistungen
Von P. Hartwich

Band 25   **Amnestische Episoden**
Von G. Frank

Band 26   **Die Anorexia nervosa**
Von H. Mester

Band 27   **Stationär-ambulante Gruppenpsychotherapie**
Von U. Rüger

Band 28   **Comparative Psychiatry.** The International and Intercultural Distribution of Mental Illness
Von Henry B. M. Murphy

Band 29   **Endomorphe Psychosen bei Verfolgten**
Von W. Ritter von Baeyer und W. Binder

Band 30   **Alexithymie.** Empirische Untersuchungen zur Diagnostik und Therapie psychosomatisch Kranker
Von M. von Rad

Band 31   **Zur Psychophysiologie und Neuroendokrinologie von Depressionen**
Von A. Czernik

Band 32   **Drogenabhängigkeit und Psychose.** Psychotische Zustandsbilder bei jugendlichen Drogenkonsumenten
Von B. Bron

Band 33   **Ehen depressiver und schizophrener Menschen.** Eine vergleichende Studie an 103 Kranken und ihren Ehepartnern
Von D. Hell

Band 34   **Psychiatrische Aus- und Weiterbildung.** Ein Vergleich zwischen 10 Ländern mit Schlußfolgerungen für die Bundesrepublik Deutschland
Von W. Mombour

Band 35   **Die Enkopresis im Kindes- und Jugendalter**
Von A. Wille

Andreas Wille

Die Enkopresis im Kindes- und Jugendalter

Mit einem Geleitwort von R. J. Corboz

Mit 2 Abbildungen und 54 Tabellen

Springer-Verlag
Berlin Heidelberg New York Tokyo 1984

Dr. med. ANDREAS WILLE
Leitender Arzt der
Regionalstellen der
Psychiatrischen Universitäts-Poliklinik
für Kinder und Jugendliche Zürich
Rosentalstraße 85
CH-8410 Winterthur

CIP-Kurztitelaufnahme der Deutschen Bibliothek
Wille, A.:
Die Enkopresis im Kindes- und Jugendalter / A. Wille. –
Berlin ; Heidelberg ; New York ; Tokyo : Springer, 1984.
  (Monographien aus dem Gesamtgebiete der
  Psychiatrie ; 35)
  ISBN-13: 978-3-642-82172-1   e-ISBN-13: 978-3-642-82171-4
  DOI: 10.1007/ 978-3-642-82171-4
NE: GT

Das Werk ist urheberrechtlich geschützt. Die dadurch begründeten Rechte, insbesondere die der Übersetzung, des Nachdrucks, der Entnahme von Abbildungen, der Funksendung, der Wiedergabe auf photomechanischem oder ähnlichem Wege und der Speicherung in Datenverarbeitungsanlagen bleiben, auch bei nur auszugsweiser Verwertung, vorbehalten.
Die Vergütungsansprüche des § 54, Abs. 2 UrhG werden durch die ‚Verwertungsgesellschaft Wort', München, wahrgenommen.

© Springer-Verlag Berlin Heidelberg 1984
Softcover reprint of the hardcover 1st edition 1984

Die Wiedergabe von Gebrauchsnamen, Handelsnamen, Warenbezeichnungen usw. in diesem Werk berechtigen auch ohne besondere Kennzeichnung nicht zu der Annahme, daß solche Namen im Sinne der Warenzeichen- und Markenschutz-Gesetzgebung als frei zu betrachten wären und daher von jedermann benutzt werden dürften.

Produkthaftung: Für Angaben über Dosierungsanweisungen und Applikationsformen kann vom Verlag keine Gewähr übernommen werden. Derartige Angaben müssen vom jeweiligen Anwender im Einzelfall anhand anderer Literaturstellen auf ihre Richtigkeit überprüft werden.

2125/3130-543210

Geleitwort

Die Enkopresis ist im Kindes- und Jugendalter kein häufiges Symptom. Wenn es indessen vorkommt, so ist es im Gegensatz zu anderen neurotischen Störungen wegen seiner Penetranz nicht zu übersehen. Das enkopretische Kind wird von seiner Umgebung so gut wie immer gemieden, zumindest auf Distanz gehalten und sehr oft ausgelacht. Der Aspekt der Selbstbestrafung ist in diesem Kontext nicht zu verkennen. Die Aggressivität richtet sich aber auch nach außen, und zwar spezifisch gegen die Mutter. Ein schmierendes Kind ist für sie bei Verwandten, Nachbarn und Lehrern eine stille, aber unverkennbare Anklage. Sowohl für das Kind wie auch für die Umgebung wird das Symptom, wenn es persistiert, zu einer großen Belastung. So kommt es oft zu offenen oder verdeckten Konflikten und zu einer zunehmenden psychosozialen Isolation.

Dieses Krankheitsbild ist in der wissenschaftlichen Literatur nur wenig bearbeitet. In der vorliegenden Monographie werden die verschiedenen Aspekte der Enkopresis durch A. Wille ausführlich dargestellt. Er faßt die Literatur der letzten Jahre zum Thema übersichtlich zusammen. Damit hat der Leser die Möglichkeit, sich rasch und zweckmäßig ein Bild vom heutigen Stand des Wissens zu machen. Der Verfasser bringt aber noch eigene, bedeutsame Beiträge zur Erforschung der Enkopresis im ätiologischen, pathogenetischen und therapeutischen Bereich. Er hat zu diesem Zweck ein großes Krankengut systematisch bearbeitet. Neben Querschnittsuntersuchungen wurden in einer katamnestischen Studie die Krankheitsverläufe untersucht. Schließlich geht der Autor auf die verschiedenen therapeutischen Möglichkeiten ein, wobei namentlich die Bedeutung des systemischen Ansatzes gebührend gewürdigt und ein eigenes therapeutisches Vorgehen dargestellt wird. Mehr als bei neurotischen Erkrankungen mit anderer Symptomatologie dürfte gerade bei der Enkopresis die therapeutische Miteinbeziehung der ganzen Familie besonders bedeutsam sein.

Zürich, im Mai 1983 R. J. Corboz

Inhaltsverzeichnis

1	Literaturübersicht	1
1.1	Allgemeines	1
1.1.1	Definition	1
1.1.2	Historisches über die Enkopresis	2
1.1.3	Häufigkeit von enkopretischen Kindern	3
1.1.4	Geschlechtsverteilung	3
1.1.5	Altersverteilung	4
1.1.6	Zeitliches Auftreten des Symptoms	4
1.1.7	Primäre und sekundäre Enkopresis	4
1.1.8	Zur Diagnose und Differentialdiagnose	6
1.2	Das enkopretische Kind und seine Umwelt	7
1.2.1	Das enkopretische Kind und sein Verhalten	7
1.2.2	Enkopresis und Enuresis	9
1.2.3	Enkopresis und andere Symptome	10
1.2.4	Schulbewährung der Enkopretiker	11
1.2.5	Soziale Beeinträchtigung durch die Enkopresis	11
1.2.6	Die Eltern von enkopretischen Kindern	12
1.2.7	Trennung von der Mutter	15
1.2.8	Die Geschwister der Enkopretiker	16
1.2.9	Die familiäre Situation	17
1.2.10	Familiäre und interpersonale Dynamik	19
1.3	Zur Ätiologie der Enkopresis	21
1.3.1	Endogene organische Faktoren	21
1.3.2	Exogene organische Faktoren	23
1.3.3	Schwangerschaft, Geburt und frühkindliche Entwicklung	24
1.3.4	Sauberkeitserziehung	24
1.3.5	Psychologische Faktoren	28
1.3.6	Lern- und verhaltenstheoretische Aspekte	31
1.3.7	Familiendynamik	32
1.3.8	Multikausalität	33
1.4	Die Therapie der Enkopresis	34
1.4.1	Rein somatisch ausgerichteter Therapieansatz	36
1.4.2	Verhaltenstherapeutischer Ansatz	37
1.4.3	Einzeltherapie der Enkopresis	38
1.4.4	Der familientherapeutische Ansatz	40

1.5	Katamnesen	41
1.6	Prognostische Aspekte	43
1.7	Literaturkritik	44
2	**Eigene vergleichende Untersuchungen**	46
2.1	Allgemeines	46
2.1.1	Problemstellung	46
2.1.2	Methodenkritik	46
2.2	Darstellung der Daten von 165 Enkopretiker-Kindern	48
2.2.1	Methodik	48
2.2.2	Häufigkeit	49
2.2.3	Geschlechtsverteilung	49
2.2.4	Bürgerort	49
2.2.5	Altersverteilung	50
2.2.6	Auftrag zur kinderpsychiatrischen Untersuchung	51
2.2.7	Zuweisungsgrund zur kinderpsychiatrischen Abklärung	52
2.2.8	Milieuverhältnisse	53
2.2.9	Anzahl der Geschwister	53
2.2.10	Stellung in der Geburtenreihe	53
2.2.11	Persönlichkeiten und Erziehungshaltungen der Eltern	54
2.2.12	Zuweisung der Patienten nach der Untersuchung	57
2.3	Gegenüberstellung von primärer und sekundärer Enkopresis	57
2.3.1	Krankengut	58
2.3.2	Geschlechtsverteilung	58
2.3.3	Altersverteilung bei sekundären Enkopretikern	59
2.3.4	Vergleich von Kindern mit Einkoten und Kindern mit Kotschmieren	59
2.3.5	Soziale Situation	60
2.3.6	Persönlichkeit der Eltern	61
2.3.7	Elterliche Ehe	62
2.3.8	Geschwister von Enkopretikern	63
2.3.9	Trennung von der Mutter	63
2.3.10	Schwangerschaft und Geburt	63
2.3.11	Entwicklungsrückstände bei Enkopretikern	63
2.3.12	Organische Störungen	63
2.3.13	Intelligenz der Enkopretiker	64
2.3.14	Schulische Situation	65
2.3.15	Das Verhalten der Enkopretiker	65
2.3.16	Einkoten nachts	65
2.3.17	Enkopresis und andere Symptome	65
2.3.18	Enkopresis und andere Begleitsymptome	66
2.4	Vergleichende Untersuchung von Enkopretiker-Kindern mit anderen Krankheitsgruppen	67

2.4.1	Fragestellung und Methodik	67
2.4.2	Geschlechtsverteilung	68
2.4.3	Einweisungsgründe	68
2.4.4	Gegenwärtiges Milieu	70
2.4.5	Anzahl der Geschwister	71
2.4.6	Stellung in der Geschwisterreihe	71
2.4.7	Persönlichkeit des Vaters	72
2.4.8	Persönlichkeit der Mutter	74
2.4.9	Intelligenz	76
2.4.10	Organische Faktoren	77
2.4.11	Entwicklungsstörungen	78
2.4.12	Psychoreaktive Störungen	79
2.5	Zusammenfassung der vergleichenden Untersuchungen	80
3	**Katamnestische Studie**	84
3.1	Ziel der Katamnese	84
3.2	Methodik	85
3.2.1	Methodenkritik	86
3.3	Beschreibung der Ausgangsstichprobe zum Zeitpunkt der Abklärung	87
3.3.1	Geschlechtsverteilung	87
3.3.2	Sozialstatus	88
3.3.3	Familienzusammensetzung	88
3.3.4	Eheprobleme	88
3.3.5	Struktur	88
3.3.6	Symptomatik	89
3.3.7	Beziehung der Probanden zu den Eltern	90
3.3.8	Intelligenz	90
3.3.9	Infantiles psychoorganisches Syndrom	90
3.4	Ergebnisse	91
3.4.1	Statistische Ergebnisse bezogen auf die Ausgangsstichprobe	91
3.4.2	Veränderung der Milieuverhältnisse	92
3.4.3	Schulische Situation	93
3.4.4	Veränderung der Symptomatik	94
3.4.5	Therapien	98
3.4.6	Plazierungen	100
3.4.7	Soziale Situation der Familie	101
3.5	Beurteilung des jetzigen Zustandes der Probanden	101
3.5.1	Schule, Beruf, soziale Situation	101
3.5.2	Heutige Symptomatik	102
3.5.3	Faktoren mit einem Einfluß auf das heutige Zustandsbild	103
3.5.4	Stellung der Probanden in der Familie	107

3.5.5	Vergleich zwischen den telefonisch und den persönlich durchgeführten Katamnesen	108
3.6	Zusammenfassung	109
3.7	Kasuistik	113
4	**Therapeutische Ansätze**	**120**
4.1	Allgemeine Überlegungen	120
4.1.1	Medikamentöse Therapie	120
4.1.2	Frühbehandlung der Enkopretiker	120
4.1.3	Widerstände gegen eine Therapie	121
4.1.4	Zur Einzeltherapie bei Enkopretikern	121
4.1.5	Zur Familientherapie bei Enkopretikern	122
4.2	Integrativer Therapieansatz	123
4.3	Kasuistik	128
5	**Zusammenfassung und Schlußfolgerungen**	**130**
Literatur		**136**
Sachverzeichnis		**141**

1 Literaturübersicht

1.1 Allgemeines

1.1.1 Definition

Der Begriff Enkopresis wird in der Literatur nicht eindeutig verwendet. Nach Bellman (1966) soll Enkopresis definiert werden als: Wiederholtes, unwillkürliches Absetzen von Stuhl in die Hosen bei Kindern über 4 Jahren, wobei das Symptom mindestens einen Monat bestanden hat und das Ausmaß des Einkotens variiert. Die Symptomatik reicht vom Beschmutzen der Wäsche bis zu geformten Stuhlportionen. Allgemein werden neurologische oder organische Defekte ausgeschlossen (Kanner 1953, Strunk 1976, Rutter 1977). In bezug auf die *Definition der Altersgrenze* besteht Uneinigkeit, und im Laufe der letzten Jahrzehnte ist auch keine Tendenz zu einer einheitlichen Meinung festzustellen: Weissenberg (1926) setzt die Altersgrenze bei 2 Jahren, ebenso Berg und Jones (1964), die ihre Haltung damit begründen, daß aus der amerikanischen Literatur von 1936–1958 hervorgehe, daß die meisten Kinder mit 2 Jahren sauber seien.

Von entwicklungspädiatrischer Seite (Largo et al. 1978) wird unter Enkopresis eine unvollständige Darmkontrolle nach dem 3. Lebensjahr verstanden. In Arbeiten aus Mittel- und Nordeuropa wird die Altersgrenze meist bei 4 Jahren gesetzt (Bellman 1966, Wolters 1978, Fisher 1979, Artner u. Castell 1979, Probst et al. 1980).

Frijling-Schreuder (1974) meint, daß erst dann von einer Enkopresis gesprochen werden darf, wenn die Sphinkterkontrolle bei einem Kind nach dem 5. Lebensjahr fehlt.

Während früher der Begriff „Incontinentia alvi" gebraucht wurde, hat sich heute der Ausdruck Enkopresis durchgesetzt, obschon einige Autoren die Bezeichnung *„funktionelle Stuhl-Inkontinenz"* vorziehen (Berg u. Jones 1964, Ajuriaguerra 1970).

Apley betont, daß genau genommen Enkopresis die Entleerung von normalem Stuhl unter unangepaßten Umständen bedeutet, während der unwillkürliche Abgang von Schleim und flüssigem oder halbfestem Kot als *Schmieren* bezeichnet wird (Apley u. Keith 1965, Freeman 1978). Tramer (1964) hingegen bezeichnet das Schmieren als partielle Enkopresis. Kotschmieren und Enkopresis können zusammen auftreten. Nach Ansicht von Apley ist es meistens möglich festzustellen, welche der beiden Erscheinungen vorliegt: Kotschmieren sei typischerweise verbunden mit chronischer Obstipation mit rektalen Stuhlballen, Enkopresis hingegen mit unangemessener Reinlichkeit in der Erziehung mit schweren emotionalen Störungen.

Schmieren bei anhaltender Obstipation wird als *Überlauf-Enkopresis* bezeichnet (Weber 1973, Herzka 1981): Anhaltende Verstopfung führt zur Überdehnung des Enddarmes und damit zu einer Kotstauung, so daß ein Teufelskreis entsteht. Der chronisch überfüllte Enddarm läuft über, und es kommt zum Kotschmieren. Die Überlauf-Enkopresis ist sorgfältig körperlich abzuklären, weil die sogenannte Hirschsprungsche Krankheit zu ähnlichen Symptomen führt. Artner und Castell (1979) postulieren, daß neben der Obstipation noch eine zusätzliche Insuffizienz der Schließmuskulatur vorhanden sein muß, damit eine sogenannte Überlauf-Enkopresis eintritt.

Shirley (1963) betont, daß bei geistig behinderten Kindern das Einkoten ein Teil der allgemeinen Entwicklungsverzögerung darstellt und deshalb von der eigentlichen Enkopresis abgegrenzt werden muß.

In Anlehnung an die Enuresis wird von den meisten Autoren die primäre Enkopresis von der sekundären unterschieden. Für die erste Gruppe wird auch der Ausdruck kontinuierliche oder persistierende Enkopresis, für die zweite Gruppe diskontinuierliche oder Enkopresis aquisita verwendet (Probst et al. 1980).

Primäre Enkopresis wird definiert als ununterbrochenes Einkoten seit der Geburt und *sekundäre Enkopresis* als erneutes Einkoten nach einer Periode mit vollständiger Darmkontrolle von mindestens einem Monat (Largo et al. 1978) oder aber mindestens einem Jahr (Bellman 1966).

1.1.2 Historisches über die Enkopresis

In der wissenschaftlichen Literatur hat die Enkopresis erstaunlich wenig Beachtung gefunden (Wolters 1971, Stegat 1975). Diese Publikationsvermeidung scheint die allgemeine Haltung der Gesellschaft gegenüber dieser Symptomatik zu reflektieren, welche sich auch in der zurückweisenden Haltung der Eltern gegenüber dem enkopretischen Kind zeigt (Wolters 1971). Daneben scheint auf dem Entleeerungsbereich ein eigentliches Tabu zu liegen (Artner u. Castell 1981). Baird (1974) hat festgestellt, daß auch Fachleute enkopretischen Kindern gegenüber oft reagieren mit: Oberflächlichkeit, Zimperlichkeit, Verachtung und einem großen Eifer, das Kind möglichst schnell einer anderen Fachperson zu überweisen.

Das Symptom wurde *1882 erstmals von Henoch beschrieben,* und zwar mit der Bezeichnung „Incontinenz der Fäces". Darauf folgte eine Reihe von Fallberichten über „Incontinentia alvi", sowohl im englischen Sprachbereich (Fowler 1882, Wallace 1888, Mendenhall 1890) als auch im deutschen (Schilling 1891) und im französischen Sprachgebiet (Riviere 1898 und Combi 1899). Diese verschiedenen Arbeiten haben aber keine neuen Erkenntnisse über das Symptom gebracht.

Verschiedene Klassifikationsversuche basierten vor allem auf den Begleitsymptomen oder auf verschiedenen Persönlichkeitstypen (Ostheimer 1905, Thorling 1923). Jekelius (1936) und Asperger (1968) wollen drei Arten von enkopretischen Kindern unterscheiden, nämlich: Indolente, Angstkinder und Bosheitskinder. Niedermeyer und Parnitzke (1963) wollen die enkopretischen Kinder in einen „aktiven" und in einen „passiven" Typus aufteilen. Nach Anthony (1957) unterscheiden sich primäre und sekundäre Enkopretiker in ihrer Persönlichkeit deutlich voneinander. Derartige Klassifikationen konnten jedoch empirisch nicht bestätigt werden (Bellman 1966, Strunk 1976, Levine 1975).

Enkopresis leitet sich vom griechischen Wort Kopros, d.h. Exkremente, her. Diese Bezeichnung wird Weissenberg (1926) zugeschrieben, der diesen Ausdruck in

Anlehnung an die Enuresis vorschlägt und die Bezeichnung "Incontinentia alvi" für unwillkürliche Stuhlentleerung bei organischen Leiden reservieren möchte. Pototzky hat aber bereits 1925 über „Enkopresis" geschrieben.

1.1.3 Häufigkeit von enkopretischen Kindern

Epidemiologische Untersuchungen sind selten. Bellman (1966) stellte 1963 bei 8800 Kindern zwischen 7 und 8 Jahren eine Häufigkeit von 1,5% Enkopretikern fest. Rutter et al. (1970) fanden in ihrer epidemiologischen Studie Einkoten (wenigstens einmal im Monat) bei 1,3% der 10–12jährigen Knaben und bei 0.3% der gleichaltrigen Mädchen. Stier (1924) stellte bei 1000 Berliner Schulkindern eine Häufigkeit von 2,8% fest. In der Zürcher Longitudialstudie (Largo et al. 1978) wird unter 351 Schweizer Kindern zwischen 6 und 18 Jahren eine Häufigkeit der Enkopresis von 2 bis 4% der Knaben und 1 bis 2% der Mädchen angegeben. Dieser Befund stimmt überein mit den Ergebnissen von Klackenberg (1971), der unter den 7- und 8jährigen Kindern 3% Enkopretiker angibt.

In einer allgemeinen pädiatrischen Poliklinik wurde während 18 Monaten insgesamt bei 3% der untersuchten Kinder eine Enkopresis gefunden (Levine 1975). Bei Erhebungen von Kliniken fand man recht gut vergleichbare Zahlen: Wagerer (1977) fand am Institut für psychogene Erkrankungen der AOK Berlin zwischen 1968 und 1970 bei 4,5% der vorgestellten Fälle die Diagnose Enkopresis. Im Krankengut von Olatawura (1973) sind es 5,7%, bei Remschmidt et al. (1974) und Frederking (1975) 5% und bei Binét (1979) 5,8%.

Eine vergleichende Betrachtung der Häufigkeit des Symptoms im Laufe der letzten Jahrzehnte wäre interessant, ist aber nur schwer möglich, da verläßliche Daten von früheren Untersuchungen selten sind. Weissenberg (1926) hat unter 1200 Kindern in Kinderheimen nur 5 Fälle von Enkopresis gefunden (d.h. knapp 1/2%), in einer Zeit „des Hungers und der vollkommenen Desorganisation der Kinderheime". Shirley (1963) beschrieb bei 2406 Patienten, die in einer kinderpsychiatrischen Klinik behandelt worden waren, 70 Enkopretiker, das entspricht 2,9%. Apley und Keith (1965) sehen die Möglichkeit, daß die Enkopresis im Laufe der letzten Jahrzehnte häufiger geworden ist.

Auf Grund dieser beiden Zahlen könnte man die Aussage von Apley unterstützen und annehmen, daß das Symptom im Laufe der letzten 40 bis 50 Jahre an Häufigkeit zugenommen hat. Die in der Literatur genannten Zahlen müssen aber sicher als Minimalzahlen betrachtet werden, da viele Eltern sich schämen, entsprechend Hilfe für ihre Kinder zu suchen und deshalb viele enkopretische Kinder wohl gar nie erfaßt werden.

1.1.4 Geschlechtsverteilung

Bellman (1966) stellte in ihrer Studie eine Verteilung von 3,4 Knaben zu 1 Mädchen fest. Duhamel (1968) fand unter den enkopretischen Kindern 85% Buben und 15% Mädchen. Bei Keilbach (1977) ist das Verhältnis 7:1, bei Rutter (1981) 5:1. Bei Krisch und Jahn (1981) sind es 77,8% Knaben zu 22,2% Mädchen. In der Zürcher

Entwicklungsstudie zeigt sich ein Verhältnis von 2:1 (Largo et al. 1978), ähnlich wie in der Untersuchung von Stier (1924). Strunk (1976) ermittelt aus der Literatur Verhältniszahlen zwischen 3:1 bis 10:1.

1.1.5 Altersverteilung

Die meisten von Bemporad et al. (1971) untersuchten Kinder waren zwischen 7 und 9 Jahren alt. Weissenberg (1926) fand unter seinen Patienten keine, die über 10 Jahre alt waren. Anthony (1957) hatte unter seinen 55 Fällen eine Altersstreuung von 4 bis 15 Jahren. Krisch und Jahn (1981) stellten ein Altersmittel von 8.08 Jahren fest. Die Follow-up-Untersuchung von Bellman (1966) zeigt eine Abnahme in der Häufigkeit der Enkopresis nach dem 8. Lebensjahr. Keines der Kinder zeigte das Symptom länger als bis zum 16. Lebensjahr. Bei Probst et al. (1980) streut das Manifestationsalter zwischen 4 und 13 Jahren und das Alter bei Ende der Symptomatik von 8 bis 16 Jahren. Nach Strunk (1976) liegt der Gipfel des Erkrankungsalters zwischen 7 und 9 Jahren. Nach dem Alter von 16 Jahren soll die Symptomatik nicht mehr auftreten. Dies bestätigt die Untersuchung von Largo et al. (1978), die aber zeigt, daß Enkopresis noch mit 11 bis 13 Jahren erstmalig auftreten kann, aber mit Einsetzen der Pubertät nicht mehr zu beobachten war. Trotzdem ist dies nicht immer der Fall, wie Levowitz und Goldstein (1979) beschreiben, die einen 15- und einen 17jährigen Jüngling mit Enkopresis behandelt haben. Probst et al. (1980) stellten gar bei einem 22jährigen Probanden ihrer katamnestischen Untersuchung noch eine persistierende Enkopresis fest.

1.1.6 Zeitliches Auftreten des Symptoms

Die Enkopresis variiert in der Frequenz, sogar bei der gleichen Person. Es gibt oft freie Intervalle von mehreren Wochen. Unter 75 Enkopretikern von 7 Jahren koteten 10 Probanden 1–3mal pro Tag ein, 32 Probanden 1–3mal pro Woche und 33 Probanden 1–3mal pro Monat (Bellman 1966). Alle diese Kinder benützten das WC unregelmäßig und ignorierten die entsprechenden Aufforderungen der Erwachsenen.

Einkoten tritt im Gegensatz zum Einnässen nur am Tage auf (Keilbach 1977, Harbauer 1978, Fisher 1979). Unter Tags passiert es selten in der Schule, aber oft auf dem Weg nach Hause (Keilbach 1977, Fisher 1979). Bei der Untersuchung von Bemporad et al. (1971) tritt das Symptom am häufigsten zu Hause auf, oft ganz in der Nähe der Mutter. Dies wird von Amsterdam (1979) bestätigt. *Einkoten nachts* wird aber auch beschrieben, z.B. in der Arbeit von Weissenberg (1926) und Largo et al. (1978).

1.1.7 Primäre und sekundäre Enkopresis

Anthony (1957) beschreibt in seiner Studie von 70 Probanden 3 Arten von Enkopretikern: Den *kontinuierlichen* (primären) Enkopretiker, bei dem das Sauberkeitstraining nie erfolgreich war. Daneben den *diskontinuierlichen* (sekundären) Typ, bei dem das Training durchgeführt wurde, aber ein Rückfall eintrat und daneben den *retentiven* (obstipierten) Typ. Anthony geht mit Whiting und Child (1953) einig, die ebenfalls Unterschiede im Verhalten und in der Persönlichkeitsstruktur dieser verschiedenen Gruppen aufstellen und daraus therapeutische Konsequenzen ziehen. Die drei Autoren meinen, daß der primäre Enkopretiker zugänglicher ist, die schlechte Gewohnheit zu verlernen, wenn er in einer guten Umgebung integriert wird, so daß das Symptom quasi spontan heilt. Die sekundären Enkopretiker sind ihrer Meinung nach stark negativ fixiert und stellen schwierige therapeutische Probleme dar, bei denen trotz vielen Bemühungen später of schwere neurotische Störungen auftreten. Diese Befunde konnten in späteren Untersuchungen nicht wiederholt werden (Levine 1975). Bemporad et al. (1971) fanden keinen Unterschied zwischen primären und sedkundären Enkopretikern in bezug auf: Persönlichkeitsstruktur, Familienkonstellation, Sauberkeitstraining.

Auch Bellman (1966) fand keine statistisch signifikanten Unterschiede zwischen primären und sekundären Enkopretikern. In ihrer Klientenstudie waren etwa die Hälfte derEnkopretiker primäre, die andere Hälfte sekundäre mit einem Intervall von normaler Stuhlkontrolle, das wenigstens ein Jahr dauerte. In mehr als 2/3 der Fälle der sekundären Enkopresis hat das Symptom begonnen im Zusammenhang mit einem oder mehreren der folgenden Faktoren: Schuleintritt, Geburt eines Geschwisters, Separation von der Mutter. Auch Hoag et al. (1971) verstehen die sekundäre Enkopresis als Antwort des Kindes auf Stress, z.B.: Geburt eines Geschwisters, Trennung oder Verlust eines Elternteils, Angst vor sexuellen Gefühlen, Schwierigkeiten in der sozialen Anpassung mit Gleichaltrigen, Schulschwierigkeiten. Diese Befunde werden unterstützt von Shirley (1963). Easson (1960) betont als Stresswirkung auch: Ernsthaftes Trauma oder das Ausschließen des Kindes aus dem elterlichen Schlafraum.

Wolters (1974) fand im Gegensatz zu Bellman (1966) häufiger Fälle von primärer als von sekundärer Enkopresis. Diese Befunde stimmen mit Anthony (1957) überein. Klackenberg (1971) stellt bei den 4jährigen Kindern ein Verhältnis von primären zu sedkundären Enkopretikern von 4:1, bei den 8jährigen ein Verhältnis von 1:4,5 auf. Nach der Arbeit von Strunk (1976) entfallen auf einen Fall von primärer Enkopresis 1–4,5 Fälle von sekundärer Enkopresis.

Erstaunlicherweise wurde in der Longitudinalstudie von Largo et al. (1978) unter 300 Probanden nur ein Knabe mit primärer Enkopresis festgestellt. Dies ist verständlicher, wenn man bedenkt, daß in dieser Arbeit die sekundäre Enkopresis als erneutes Einkoten nach einer Periode mit vollständiger Darmkontrolle von mindestens einem Monat definiert wird. Wie aus den Studien von Bellman (1966) und auch Keilbach (1977) ersichtlich wird, zeigen deren sekundäre Enkopretiker ein Intervall von wenigstens einem Jahr mit normaler Stuhlkontrolle, so daß die Werte von Largo (1978) von der Definition her interpretiert werden müssen.

Ein Intervall von einem Monat scheint äußerst gering zur Unterscheidung der beiden Formen, da doch einige Enkopretiker selten, d.h. nur einmal pro Monat, einkoten. Das Intervall von einem Jahr hingegen ist wieder recht lange, um primäre von den sekundären Formen zu unterscheiden.

1.1.8 Zur Diagnose und Differentialdiagnose

Einkoten bedeutet, daß das Kind den rektalen Entleerungsmechanismus nicht besitzt − nicht beherrscht − oder nicht benutzt.

Harbauer (1975) betont, daß die Differentialdiagnose zum Ausschluß einer Stuhlinkontinenz besonders gewissenhaft durchgeführt werden muß, da „beim Einkoten häufiger organ-pathologische Ursachen gefunden werden als bei der Enuresis".

Unwillkürliche Stuhlentleerung jenseits des Säuglingsalters kommt gemäß Fanconi und Wallgren (1972) vor:

1. Gelegentlich bei schweren erschöpfenden Krankheiten
2. Bei Läsionen des lumbalen Teils des Rückenmarks (Traumen, Entzündungsprozesse, Meningomyelozele)
3. Bei lokalen Veränderungen des Anus (Stenose, Rektumprolaps, nach Operationen am Anus)
4. Als Incontinentia paradoxa, wenn beim idiopathischen Megacolon große Stuhlmassen retiniert werden
5. Am häufigsten bei organisch gesunden Kindern; dann wird die Störung Enkopresis genannt.

Tinschmann (1980) legt Wert darauf, beim Einkoten zwischen Störungen der Sauberkeitsentwicklung und dem Wiedereinkoten zu. unterscheiden. Hertl (1977) erwähnt neben den organischen Faktoren die schwere habituelle Obstipation, die zu einer starken Überdehnung des unteren Rektums führt und damit zur Überlastung der Sphinkteren und zum Klaffen des Anus. Seiner Ansicht nach versäumen die Kinder zunächst, meist auf Grund einer neurotischen Verhaltensstörung, die regelmäßige Stuhlentleerung. Die übermäßige Aufstauung erlaubt dann auch bei gutem Willen keine spontane Entleerung mehr, was zur Enkopresis führt. Bei rektaler und abdomineller Tastung sowie bei Röntgendarstellungen sind dann regelmäßig sehr große Kotballen zu erfassen.

Nach Schärli (1981) müssen bei Kontinenzstörungen folgende 5 Faktoren beurteilt werden: die passiven Kontinenzkräfte, die motorische Leistung der Sphinkteren, die sensible Leistung von Haut, Schleimhaut und Sphinkteren, die intestinale Leistung und schließlich die zentral-nervöse Leistung. Seiner Meinung nach werden Kontinenzstörungen vorwiegend erfaßt durch eine genaue Anamnese und die digital-rektale Untersuchung. Unter den instrumentellen Möglichkeiten hat sich die Elektromanometrie zur Beurteilung des Kontinenzgrades bewährt. Zusätzliche Information liefern die Elektromyographie und radiologische Kontinenzbeurteilung.

Apley und Keith (1965) unterscheiden 3 Formen von Enkopresis und Rutter (1981) stimmt mit deren Aufteilung überein. Alle drei Autoren unterscheiden:

1. Enkopresis, bedingt durch falsche Reinlichkeitserziehung. Es handelt sich meist um jüngere Kindern, die keine Selbstkontrolle über ihre Darmentleerung haben. Häufig besteht als Zusatzsymptom Einnässen. Oft kommen solche Kinder aus sozial benachteiligten Familien.

2. Kotschmieren mit rektalen Skybala. Diese Form ist identisch mit der Überlauf-Enkopresis und ist verursacht durch eine chronische Verstopfung. Gründe zur Obstipation können sein: entweder schmerzhafte Affektionen im Afterbereich, die ein aktives Zurückhalten des Stuhles zur Folge haben. Oder das Kind hält den Stuhl aktiv zurück im Sinne einer Rebellion gegen eine übermäßig strenge Sauberkeitserziehung.

3. Enkopresis aufgrund emotionaler Störung. Nach Rutter (1981) liegt diese Form vor, wenn das Kind die Darmbeherrschung gelernt hat, dann aber aufgrund einer psychischen Störung wieder einkotet. Seiner Meinung nach ist das Einkoten dann gewöhnlich nicht mit Einnässen verbunden. Apley beschreibt, daß im Gespräch mit Müttern von solchen Kindern oft bizarre Einzelheiten zum Vorschein kommen, „zum Beispiel, daß Stuhl in Papier eingepackt in einer Schublade mit sauberer Wäsche gefunden wird. Die Eltern (und das Kind) können behaupten, daß das Kind den Austritt des Stuhls nicht bemerkt."

1.2 Das enkopretische Kind und seine Umwelt

1.2.1 Das enkopretische Kind und sein Verhalten

In der Literatur finden sich viele Hinweise über angeblich typische Wesenszüge einkotender Kinder. Nach Bemporad et al. (1971) sind die Enkopretiker trotzige, mürrische, passive und wenig kontaktfreudige Kinder. Sie nehmen kaum Beziehung auf zu ihren Therapeuten und zeigen eine Mischung von Hilflosigkeit und Ablehnung, was sich immer ausdrückt in einem Mangel an Mitbeteiligung und Kooperation. Ihrer Meinung nach strahlen sie eine Art von Unzufriedenheit, Leere und Nutzlosigkeit aus.

Ähnlich lautet die Beschreibung von Strunk (1976): „Die Mehrzahl der Enkopretiker zeichnet sich durch ein passives, weiches, oft verträumtes, wenig vitales, eher aspontanes Verhalten aus. Sie wirken leicht dysphorisch, unfroh, manchmal depressiv, rasch verstimmbar, ausgeprägt frustationsintolerant, beschäftigen sich oft intensiv mit familiären Problemen, ohne diese spontan thematisieren zu können, so daß sie trotz ihrer Anpassungsbemühungen schwer zugänglich erscheinen, sich auch vom Kontakt mit anderen Kindern zurückziehen." Hoag et al. (1971) betonen, daß Enkopretiker sehr empfindlich sind vor allem gegenüber der Stimmung der Mutter und der unausgesprochenen Atmosphäre zu Hause und daß sie dazu neigen, sich um vieles zu sorgen, um Rechnungen, Katastrophen, Kriege und andere Sorgen der Erwachsenen.

Die 14 Probanden von Bemporad et al. (1971) waren sich in bezug auf Aussehen und Verhalten sehr ähnlich: alle waren schmächtige, blasse Kindern. Sie zeigten wenig Kooperation, waren ganz unsportlich und in ihrer Freizeit meist allein, mit TV-Schauen beschäftigt. Im Gegensatz dazu beschreibt Herzka (1978) in einem Fallbeispiel einen Enkopretiker als ein sprühend lebhaftes Kind, das sofort Kontakt sucht, eine ansprechende Erscheinung mit einem meist lachenden Bubengesicht.

Ob diese Persönlichkeitsmerkmale bei Enkopretikern tatsächlich öfters zu finden sind als bei anderen Kindern, ist noch ungenügend untersucht worden. Die meisten Arbeiten stützen sich auf klinische Eindrücke und kleine Probandengruppen. Einzig Bellman (1966) hat mit einer größeren Patientengruppe und einer Kontrollgruppe gearbeitet und dabei gezeigt, daß die einkotenden Kinder ängstlicher, weniger offen und weniger kontaktbereit waren als normale Kinder. Zudem konnten sich die Kinder

der Kontrollgruppe her durchsetzen und mit ihrer Aggressivität besser umgehen als die Enkopretiker, von denen ein Teil sehr leicht zu Wutreaktionen neigte, andere jedoch ihre aggressiven Regungen in extremem Maß kontrollierten.

Krisch (1980a) ist der Frage nachgegangen, ob Enkopretiker wirklich typische Wesenszüge aufweisen, die sich von anderen klinischen Gruppen unterscheiden. Er hat die Persönlichkeitseigenschaften von 10 enkopretischen, 10 enuretischen und 10 aggressiven Knaben, die hinsichtlich ihres Alters und ihrer Intelligenz parallelisiert worden waren, von 5 Beurteilern einschätzen lassen und anschließend miteinander verglichen. Es zeigte sich, daß die Einkoter offen aggressiver erschienen als die Einnässer und daß die Patienten mit der Hauptsymptomatik „übersteigerte Aggressivität" als ungehorsamer, schlampiger und – natürlich – boshafter und aggressiver eingestuft worden waren als die enkopretischen und die enuretischen Knaben. Krisch konnte die Ansichten über einen „enkopretischen Charakter" (wie ihn z.B. Bemporad et al. 1978 aufgestellt haben) nicht bestätigen, ebenso wenig die Ansicht von Harbauer (1975) und Strunk (1976), die beide vertreten, daß Enkopretiker psychisch besonders schwer geschädigte Kinder sind.

Lutz (1968) beschreibt, daß bei Enkopretikern im Unterschied zu Enuretikern oft Spielereien mit dem Kot beobachtet werden können. Auch Strunk (1976) weist darauf hin, daß es oft zu einer Ausweitung der Symptomatik kommt, indem die Kinder Wäsche, Bettgestell oder Zimmerwände mit ihrem Kot beschmieren. Er hat auch festgestellt, daß manche Kinder die Wäsche nur leicht beschmutzen, so daß die Angehörigen lange Zeit meinen, daß der After nur ungenügend gereinigt wird oder aber daß die Kinder die beschmutzte Wäsche schamhaft verstecken und diese dann von den Müttern erst nach langer Zeit irgendwo entdeckt wird.

In den psychologischen Untersuchungen fanden Bemporad et al. (1971) vor allem aggressive Phantasien und teilweise präpsychotische Inhalte. Daneben wurden typische orale Deprivationszeichen festgestellt. Wagerer (1977) fand in den psychologischen Untersuchungen vermehrt Verlustängste, abnorme Machtansprüche und orale Symptomatik. Die psychologischen Untersuchungen von Bellman (1966) erbrachten in 15% der 186 Fälle keine Auffälligkeiten. Ein Drittel der Probanden hatte deutliche Zeichen von verhaltener Aggression, Passivität oder Depression und ein Viertel war deutlich unsicherer, asthenisch, abhängig oder kindlich uninteressiert für das Alter. In den Persönlichkeitstests waren bei den Enkopretikern Passivität und Schwierigkeiten in der Selbstbehauptung häufiger vertreten.

Über die Reaktion der Kinder auf ihr Einkoten sind die Angaben verschiedener Autoren recht übereinstimmend. Bellman (1966) betont, daß sich die Klienten erstaunlich wenig erinnern an das Symptom, obschon drei Viertel der Probanden das Symptom bis zum 7. Lebensjahr zeigten. Baum (1979) stellt fest, daß enkopretische Kinder die Tendenz haben, ihre Störung zu verheimlichen und, wenn sie entdeckt wird, einfach abzuleugnen und abzustreiten. Auch Wolters (1978) weist darauf hin, daß die Kinder selbst auf die Enkopresis schamvoll und verleugnend reagieren. Keilbach (1977) zeigt, daß bei den meisten ihrer enkopretischen Patienten jegliche Form von Leidensdruck fehlt. Dies erstaunt, wenn man bedenkt, daß enkopretische Kinder in der Regel großen Wert auf Sauberkeit legen und oft ihre beschmutzte Wäsche schamhaft vor der Umwelt verstecken, wie das Strunk (1976) gezeigt hat.

Im Gegensatz zu den oben beschriebenen Wesenszügen von enkopretischen Kindern fanden Rick und Riedrich (1978) gerade einen gegenteiligen Befund. Mit Hilfe der Hamburger Neurotizismus- und Extraversionsskala für Kinder und Jugendliche fanden sie bei der Gruppe von Einkotern zwar überdurchschnittliche Neurotizismus-Werte, aber signifikant erhöhte Aktivitäts- und Geselligkeitswerte.

Nach Artner und Castell (1979) zeigen die Enkopretiker kein einheitliches Bild in ihrem Angst- und Aggressionsverhalten. Bei einigen konnte ängstliches Verhalten z.B. mit Angstträumen beobachtet werden, andere zeigten keine auffällige Problematik. Ähnliche Befunde wurden in bezug auf aggressives Verhalten gemacht. Von verhaltener Aggression (z.B. Flüstern massiver Schimpfworte) über versteckte aggressive Verhaltensweisen (z.B. Angreifen jüngerer Kinder, wenn sich das Kind nicht beobachtet fühlte) bis zu offenem aggressivem Verhalten, konnte alles beobachtet werden.

1.2.2 Enkopresis und Enuresis

Klackenberg (1971) stellt in seiner Longitudinalstudie fest, daß Enkopresis häufiger ist bei Buben, die tags oder nachts noch einnässen. Largo et al. (1978) weisen in ihrer Entwicklungsstudie darauf hin, daß der Entwicklung der Darmkontrolle und derjenigen der Blasenkontrolle der gleiche Reifungsprozeß zugrunde liegt. Unter den 321 untersuchten Kindern fanden sich 2 Knaben mit gleichzeitiger Enkopresis und Enuresis nocturna sowie 5 Knaben mit gleichzeitiger Enkopresis und Enuresis diurna. Bei 2 Knaben und 4 Mädchen fanden sich nacheinander Enuresis diurna, Enuresis nocturna und Enkopresis. Total zeigten also 9 Knaben und 4 Mädchen zwischen 6 und 14 Jahren sowohl eine Enkopresis wie auch Enuresis.

Von vielen Autoren wird die Enkopresis mit der Enuresis verglichen. Schon Stier (1924) und Weissenberg (1926) weisen auf Ähnlichkeiten hin, betonen aber auch die Unterschiede. Stier betont vor allem, daß die Stuhlentleerung unter normalen Verhältnissen die Mitbeteiligung der Bauchpresse erfordert, also einen Willensakt darstellt.

Die Enuresis ist eindeutig das häufigste Begleitsymptom der Enkopresis. Nach Strunk (1976) handelt es sich vor allem um eine primäre Enuresis diurna. Die Zahlenwerte über Enkopretiker mit Zusatzsymptom Enuresis schwanken in der Literatur zwischen 31% (Levine 1975) und 78% (Schwidder 1951). Dazwischen liegen die Werte von Bellman (1966) mit 37%, Artner und Castell (1979) mit 44%, Bemporad et al. (1971) mit 57% sowie Krisch und Jahn (1981) mit 69%.

Henning (1977) hat in einer ausgedehnten Studie 50 Enuretiker mit 21 Enkopretikern verglichen. Er hat festgestellt, daß beide Gruppen durchschnittlich intelligent sind, daß die Enkopretiker signifikant übernachhaltiger beeindruckbar sind als die Enuretiker und daß die Enkopretiker signifikant mehr übermäßig aggressiv, oft sogar autoaggressiv und destruktiv sind als Enuretiker. Im weiteren hatte er zeigen können, daß Enkopretiker eine übermäßige Angstbereitschaft zeigen, mehr Minderwertigkeitsgefühle haben, überwiegend eine ablehnende Haltung gegenüber beiden Eltern zeigen und signifikant häufiger ambivalente oder ablehnende Haltung zu Kindergarten und Schule angeben. Ebenso stellt er fest, daß bei Enkopretikern signifikant häufiger der Verdacht eines infantilen POS geäußert wurde als bei Enuretikern. Im ganzen zeigt also Henning deutliche Unterschiede zwischen Kindern mit Enuresis und solchen mit dem Symptom Enkopresis.

1.2.3 Enkopresis und andere Symptome

Neben der Enuresis als häufigstem Nebensymptom werden bei den Enkopretikern von verschiedenen Autoren gehäuft weitere psychosomatische Symptome und Verhaltensstörungen beschrieben (Rutter 1981). Strunk (1976) hat anamnestisch oft folgende Schwierigkeiten festgestellt: Störungen der Nahrungsaufnahme, Stehlen, besonderes Interesse an Feuer. Nissen (1971) beschreibt neben der Enkopresis auch andere, depressive Symptome wie: Wein- und Schreikrämpfe, Eßschwierigkeiten, Jactatio, Schlaf- und Wach-Ryhthmusstörungen. Auch Züblin (1983) sieht die Enkopresis oft im Rahmen der depressiven Symptomatik.

Hoag et al. (1971) finden viele zusätzliche „neurotische Symptome", wie übersteigerte Ängste vor Tod und Gewalt, Weglaufen, Kopfschmerzen, Daumenlutschen, Spiel mit Feuer, Suiziddrohungen. Auch Bemporad et al. (1971) stellten gehäuft Kopfschmerzen bei enkopretischen Kindern fest. Keilbach (1977) findet unter 8 Patienten bei 6 gehäufte Erkältungskrankheiten, bei 3 Kindern Appetitstörungen, ebenso bei 3 Kindern erhebliche Erziehungsschwierigkeiten, bei einem Kind eine ausgeprägte Adipositas und bei einem anderen wiederholte Gesichtsexantheme. Keilbach weist darauf hin, daß erstaunlicherweise Einkoten nie mit Stottern kombiniert ist und schließt daraus, daß sich ausgeprägtes Stottern und Enkopresis offensichtlich psychodynamisch auszuschließen scheinen.

Von verschiedenen Autoren wird der Obstipation eine besondere Bedeutung zugeschrieben (Berg u. Jones 1964, Levine 1975, Artner u. Castell 1979). Einerseits wird darauf hingewiesen, daß ein Großteil der Enkopretiker an einer Obstipation leidet, andererseits wird sogar die Enkopresis unterteilt nach dem Hauptkriterium obstipiert oder nicht. In der vergleichenden Untersuchung von Bellman (1966) wird festgestellt, daß Obstipation in der Gruppe der Enkopretiker nicht signifikant häufiger war als in der Kontrollgruppe. Wenn man nur die chronische Obstipation beurteilt, ist zwar eine Tendenz zu häufigerem Auftreten bei der Enkopretiker-Gruppe feststellbar, aber nicht einmal auf dem 10%-Niveau signifikant. Hingegen fand Bellman bei Enkopretikern eine größere Häufigkeit von Nahrungsverweigerung (signifikant auf dem 5%-Niveau), allgemeinem Negativismus (signifikant auf dem 10%-Niveau), Stehlen (signifikant auf dem 10%-Niveau), Nägelbeißen (signifikant auf dem 10%-Niveau).

Es zeigt sich, daß enkopretische Kinder mehr nervöse Symptome haben. Die Häufigkeit von Nahrungsverweigerung, Nägelbeißen, Stehlen, Schule schwänzen, Schlafstörungen, Onanieren, Wutausbrüchen, Sprachstörungen, Bauchschmerzen, Kopfschmerzen, Negativismus und Enuresis wurde verglichen mit einer Kontrollgruppe nicht enkopretischer Kindern. Im Durchschnitt traten bei den enkopretischen Kindern 2,7 der Symptome auf, im Gegensatz zu der Kontrollgruppe mit 1,5 Symptomen. Diese Differenz ist signifikant auf dem 1%-Niveau. Werden Enuresis und Sprachstörungen ausgeschlossen, so ist die Differenz noch signifikant auf dem 5%-Niveau (Bellman 1966).

Im Vergleich von Krisch und Jahn (1981) zwischen enkopretischen und enuretischen Kindern wird deutlich, daß in der Enkopretiker-Gruppe zusätzliche Symptome häufiger waren. Diese Differenz erreichte in bezug auf Schlafstörungen eine Signifikanz von 0,05. Häufiger, wenn auch nicht signifikant, waren Spiel mit Feuer, Brandstiften, Eßprobleme bei den Enkopretikern.

Anthony (1957) erklärt, daß man retrospektiv oft sieht, daß die Enkopresis häufig das letzte von vielen Prodromalsymptomen ist, also das letzte von vielen symptomatischen Verhaltensauffälligkeiten, die früher einfach nicht beachtet wurden. Bemporad et al. (1971) zeigen, daß die Geschwister von enkopretischen Kindern oft eine Vielfalt von psychopathologischen Symptomen aufweisen. Sie meinen, daß diese Kinder ihren Ärger auf andere Art und Weise zum Ausdruck bringen können, vor allem durch antisoziales Verhalten, als die Enkopretiker.

1.2.4 Schulbewährung der Enkopretiker

Wie früher gezeigt worden ist, scheint in groß angelegten Kontrollstudien (Bellman 1966) kein Unterschied zu bestehen zwischen der Intelligenzanlage von enkopretischen Kindern verglichen mit gesunden Kindern. Diese Befunde sind wiederholt bestätigt worden (Hoag et al. 1971, Keilbach 1977, Krisch u. Jahn 1981).

In der vergleichenden Untersuchung über die Schullaufbahn von enkopretischen und enuretischen Kindern (Krisch u. Jahn 1981) konnten zwischen diesen beiden Gruppen keine signifikanten Unterschiede betreffend die Schullaufbahn gefunden werden: die Schulrückstellungen waren bei den Einkotern und Einnässern etwa gleich hoch und auch die Verteilung der Probanden auf Sonderschulen und übrige Schultypen inklusive höhere Schulen waren vergleichbar. Hingegen hatten 25% der Einkoter und 42% der Enuretiker schon mindestens einmal eine Klasse wiederholen müssen, und bei 21% der einnässenden Kinder, hingegen nur bei 9% der Enkopretiker, wurden Schulschwierigkeiten als zusätzliche Symptome genannt. Dies widerspricht also deutlich der Aussage von Shirley (1938), daß Enkopretiker besonders schlechte schulische Leistungen zeigen.

In der Pilotstudie fand Bellman (1966) bei 13% ihrer enkopretischen Probanden Schulschwierigkeiten, und zwar in den Bereichen: Lese-Rechtschreibschwäche, Sprachstörungen oder allgemeine Retardierung. In der Kontrolluntersuchung mit gesunden Kindern traten keine signifikanten Unterschiede auf bei der Beurteilung durch die Lehrer in bezug auf Reife und Intelligenz, gemessen an einer dreistufigen Skala. Trotzdem war ein größerer Prozentsatz (13%) der Enkopretiker in einer Klasse für reifungsverzögerte Kinder, im Gegensatz zur Kontrollgruppe (4%), was auf dem 10%-Niveau signifikant ist. Die Angaben der Lehrer über das Vorhandensein von Problemen in der Schule (Schweregrade: keine, mäßige, ernsthafte) erbrachte folgende Resultate: 19% der Enkopretiker-Gruppe hatten ernsthafte Probleme im Bereich der Einordnung und Anpassung, verglichen mit 7% der Kontrollgruppe (signifikant auf dem 5%-Niveau).

1.2.5 Soziale Beeinträchtigung durch die Enkopresis

Wolters (1978) betont vor allem, wie stark dieses Symptom die Kinder in ihrem sozialen Kontakt beeinträchtigt. Bestrafung, Auslachen und Aggression gegenüber den Enkopretikern ist der Grund, daß diese Kinder ausgestoßen werden in der Familie und der Peergruppe. Dadurch wird das Kind isoliert, und seine schon begrenzte Fähigkeit, Beziehungen aufzunehmen, wird weiter blockiert. Dadurch wird das Kind in der Entwicklung seiner unabhängigen Persönlichkeit wechselwirkend beeinträchtigt: Nur wenige Enkopretiker haben eine gute Beziehung zu ihren Brüdern und Schwestern, und mehr als die Hälfte der Enkopretiker hatte keine Freunde.

Bellman (1966) konnte diese soziale Beeinträchtigung der Enkopretiker im Vergleich mit der Kontrollgruppe ebenfalls nachweisen. 20% der enkopretischen Kinder zeigten eine Haltung von Mißtrauen und Ablehnung, im Gegensatz zu 1,4% der Kontrollkinder (signifikant auf dem 0,1%-Niveau). Viel häufiger waren die enkopretischen Kinder fordernd und abhängig in ihrer Beziehung zu den Kameraden. Die Kinder der Kontrollgruppe waren fähiger, mit den anderen Kindern zu teilen, ohne aber der Tendenz zu verfallen, Freundschaften zu kaufen — dies im Gegensatz zu den enkopretischen Kindern.

1.2.6 Die Eltern von enkopretischen Kindern

a) Die Mütter

Es fällt auf, wie in sehr vielen Arbeiten die Mütter als die Hauptverantwortlichen für die Entstehung der enkopretischen Symptomatik bezeichnet werden. So schreiben Apley und Keith (1965): „Die emotionale Störung lag, wie es häufig der Fall ist, vorwiegend bei der Mutter." Diese Meinung wird wiederholt unterstützt (Bemporad et al. 1971, Harbauer 1975, Strunk 1976).

Hoag et al. (1971) betonen, daß die Mütter von enkopretischen Kindern allgemein finden, daß sie durch die Zeit der Freundschaft, des Werbens und des Verliebtseins hindurchgeeilt seien und in eine Heirat hineingesprungen seien. Bei 6 der 10 von ihnen genau studierten Fällen hatten die Mütter bereits als Teenager geheiratet. Dieser Befund wird von Wolters (1978) bestätigt, der nachweisen konnte, daß das Alter bei der Heirat der Mütter von Enkopretikern deutlich tiefer ist als das durchschnittliche Heiratsalter der holländischen Frauen.

Übereinstimmend werden die Mütter von Enkopretikern als ängstlich, unsicher und überbehütend beschrieben (Warson 1954, Bellman 1966, Strunk 1976, Keilbach 1977). Strunk (1976) betont, daß es ihnen an mütterlicher Schwingungsfähigkeit, Gelassenheit und einer gewissen Großzügigkeit gegenüber den kindlichen Bedürfnissen fehlt. Keilbach (1977) unterstützt diese Befunde. Hoag et al. (1971) finden bei den Müttern einen Mangel an Wärme und eine starke Gefühlsisolierung. Sie beschreiben sie als ernst, streng, rigid, zwanghaft, feindselig, den Frieden verteidigend um jeden Preis, aber auch sehr geneigt zu Überorganisation, Intellektualisierung und Abspaltung der Gefühle. Bemporad et al. (1971) sehen bei den Müttern die Tendenz, die Kinder stark zu kontrollieren und zu bestimmen, was ihnen in vielen Bereichen gelingt, nicht aber in bezug auf die Reinlichkeitserziehung. Ihrer Meinung nach verhalten sich die Mütter dominierend und überinvolviert in die täglichen Dinge des kindlichen Lebens, indem sie abwechslungsweise in die Kinder eindringen und dann diese wieder zurückstoßen.

Shirley (1938) fand, daß die Mütter stark überbeschäftigt sind mit den kindlichen Verdauungsvorgängen. Richter (1958) fand häufig eine masochistische Verwöhnungshaltung und Angst, es könne ein Unglück geschehen. Dadurch hielten diese Mütter die Kinder von andern fern und versuchten, alles zu kontrollieren, auch Essen und Ausscheidungsfunktion. Diese Befunde werden von Wagerer (1977) bestätigt. Strunk (1976) sieht in dem extremen Sauberkeitsbedürfnis der Mütter, das die ganze Familie als Familienatmosphäre bestimmen kann, eine Abwehr eigener anal-erotischer Bedürfnisse.

Während Hoag et al. (1971) feststellten, daß ein großer Teil der Mütter ausgeprägte Aktivitäten außerhalb des Hauses in Klubs, Kirche, Politik usw. hatte, betont Keilbach (1977) gerade die starke Kontakangst und Isolierungstendenz der Mütter.

Bemporad et al. (1971) legen großen Wert auf den Befund, daß diese Mütter tiefe Identitätsprobleme als Frau zeigen. Sie meinen, daß sie einerseits abhängig seien und geführt sein möchten von einem starken Mann, aber an der Oberfläche eine Fassade von dominierender und kastrierender Haltung gebildet haben. Ihrer Meinung nach haben die meisten dieser Mütter eine enge Beziehung zu ihrem eigenen Vater gesucht, sind aber zurückgestoßen worden und suchen jetzt in der Phantasie immer noch nach einer idealisierten Vater-Figur. Auch Hoag et al. (1971) bemerken, daß ein Großteil dieser Mütter ihren Mann eher als Vater-Figur denn als Ehepartner wahrnehmen.

Ein Großteil der Mütter war mit ihrer Tätigkeit im Haushalt unzufrieden und fühlte sich zu einer perfekten Haushaltführung gedrängt, und falls sie diese nicht erfüllten, von ihren Männern kritisiert (Hoag et al. 1971). Bemporad et al. (1971) sehen die Mütter oft unzufrieden in der Ehe und so stark involviert in ihre eigenen Probleme und Schwierigkeiten, daß sie die Bedürfnisse der Kinder gar nicht sehen können. In diesem Zusammenhang erwähnt Keilbach (1977), daß die Mütter aufgrund der eigenen Entwicklung in ihrem Selbstverständnis tief gestört sind und das eigene Kind oft als eine Art Übergangsobjekt im Sinne von Winnicott (1969) erleben.

Wolters (1978) vergleicht in seiner Arbeit die Haltung der Mütter von 3 Kindergruppen (Enkopretiker, psychosomatisch Kranke, Dialyse-Kinder). Er erklärt die übernachsichtige Haltung der Mütter von Enkopretikern und psychosomatisch kranken Kindern durch die Unreife und die Jugendlichkeit dieser Mütter, die gekoppelt ist mit einer Heirat in einem frühen Alter und einer oft unbefriedigenden Beziehung zu dem Partner. Er meint, daß die ursprüngliche und primäre Funktion des Kindes sei, den emotionalen Bedürfnissen der Mutter zu antworten, was durch die persönliche Konfliktsituation der Mutter aktiviert wird.

b) Die Väter

Wolters (1978) weist darauf hin, daß in der Literatur über psychosomatische Störungen bisher der Position des Vaters innerhalb der Familie sehr wenig Aufmerksamkeit geschenkt worden ist. Er meint aber, daß gerade die Beziehung zwischen den Eltern und zwischen dem Vater und dem Problemkind von großer Bedeutung ist und daß bisher dem Vater in der ganzen Kindererziehung zu wenig Aufmerksamkeit geschenkt wurde. Winnicott (1969) weist in seinem Buch „Kind, Familie und Umwelt" auf die wichtige Stellung des Vaters für das heranwachsende Kind hin: „Als Erstes möchte ich sagen, daß der Vater in der Familie nötig ist, damit die Mutter sich körperlich wohl und seelisch glücklich fühlen kann. Ein Kind ist gegenüber den Gefühlen der Eltern zueinander sehr feinfühlig und wenn alles sich gut entwickelt, ist das Kind die erste Person, die es zu schätzen weiß und zu zeigen versucht, indem es das Leben leichter findet, zufriedener und einfacher zu behandeln ist. ... Die Einheit von Vater und Mutter ist eine Tatsache, eine harte Tatsache, auf die das Kind in seiner Phantasie bauen kann, ein Fels, an den es sich klammern oder gegen den es treten kann. Darüber hinaus stellt sie einen Teil der natürlichen Grundlage für eine persönliche Lösung des Problems der dreiseitigen Beziehung dar."

Die Beschreibung der Väter ist nicht einheitlich. Einerseits werden sie als herrisch, rigid, kritisierend, sarkastisch und extrem beobachtend beschrieben, darauf bedacht, jede Selbstbestimmung bei ihren Kindern zu bekämpfen (Bellman 1966, Hoag et al. 1971), andererseits werden die Väter als passiv und isoliert, eher schüchtern und zurückhaltend beschrieben, wenig bereit, sich durchzusetzen (Bemporad et al. 1971, Keilbach 1977, Wolters 1978). Hoag et al. (1971) weisen auf die passiven Charakterzüge hin, die kombiniert sind mit einer ausgeprägten übertriebenen Umständlichkeit, bezogen auf Haushalt und Haushaltsführung. Nach Bemporad et al. (1971) zeigten die Väter oft schizoide und depressive Züge und stark unausgedrückten Ärger. Wolters (1978) meint, daß die auf den ersten Blick akzeptierende Haltung der Väter im Grunde genommen nur als Folge des mangelnden Interesses und des mangelnden Beteiligtseins verstanden werden muß. Die meisten Autoren sind sich einig, daß die Väter von Enkopretikern sehr oft von zu Hause abwesend, von Beruf oder Hobby überlastet, ganz der Karriere oder anderen Interessen verschrieben sind uns sich kaum in die Familie involvieren (Bemporad et al. 1971, Hoag et al. 1971, Keilbach 1977, Wolters 1978).

Bemporad et al. (1971) zeigen, daß die Väter zusätzlich zu dieser äußeren Entfernung auch emotional von der Familie distanziert sind, auch wenn sie zu Hause sind und sich eher mit sich selbst beschäftigen als mit dem Familienleben. Sie meinen, daß die Väter keine Idee haben, wie sie sich in die Familie einbringen könnten, und auch nicht sehen, daß ihr Engagement vermißt wird. Sie betrachten die Kinder sowieso als Domäne der Mutter. Krisch (1980b) meint, daß die Väter dadurch keine positiven Identifikationsmöglichkeiten für ihre Söhne bieten.

Masson und Perrenoud (1966) fanden bei allen 10 untersuchten Enkopretikern im Vordergrund einen unbewußten affektiven Konflikt, hervorgerufen durch eine Ambivalenz gegenüber dem Bild des Vaters.

Hoag et al. (1971) stellen fest, daß die meisten Väter von Enkopretikern aus einem mütterlich dominierten Elternhaus stammen. Während Wolters (1978) keine Beweise für voreheliche Probleme der Eltern findet, weist Wagerer (1977) darauf hin, daß ein großer Teil der Väter schon vor der Ehe krank war. Seiner Meinung nach steht die Wahl eines schwachen Mannes im Zusammenhang mit dem Wunsch der Mütter, Kind bleiben zu wollen: ein schwacher Mann tut mir nichts, der verlangt keine richtige Frau. Wagerer meint, daß die Frau durch die partielle Fürsorgehaltung die aus der Partnerwahl entstehenden Schuldgefühle teilweise abbauen konnte — daß aber für die Männer diese Fürsorgehaltung bedroht war durch das enkopretische Kind (meist einen Sohn), der wie ein jüngerer Bruder erlebt wurde und stark die Fürsorgehaltung der Mutter herausforderte. Der Autor meint, daß dieser doppelte Anspruch an die Mutter deren Angst zu versagen förderte und deshalb den kompensatorischen Wunsch verstärkte, alles im Haus und an den Kindern kontrollieren zu müssen.

Allgemein wird darauf hingewiesen, wie schwierig es ist, die Väter von Enkopretikern zu gemeinsamen Gesprächen oder zu Therapiesitzungen zu motivieren

(Bemporad et al. 1971, Wagerer 1977). Bemporad et al. (1971) beschreiben einen sehr interessanten und überraschenden Befund: in 6 von 14 Fällen besserte sich die Enkopresis oder stoppte gänzlich, als die Väter wieder nach Hause kamen oder sich mehr um die Kinder kümmerten. Diese Besserung des Einkotens schien in keinem Zusammenhang mit einer Therapie des Kindes zu stehen.

c) Die Reaktion der Eltern auf das Einkoten

Bemporad et al. (1971) sehen vor allem in der Struktur der Mutter eine Hauptursache für die Schwierigkeiten des enkopretischen Kindes. Der allgemeine Gefühlsmangel der Mütter wirkt sich vor allem durch ihr Eindringen in Privatangelegenheiten von Familienmitgliedern aus, ohne daß sie offensichtlich nachfühlen können, was für Folgen diese Enthüllungen von unangenehmen Geheimnissen für die Betroffenen haben. Daneben fällt auf, daß diese Mütter ihre Gatten und Kinder ohne Bedenken schamlos entwerten können, sei es in Anwesenheit oder Abwesenheit der Betroffenen. Die meisten dieser Mütter scheinen allgemein prüde zu sein, sehr anspruchsvoll in bezug auf Sauberkeit und empfindlich für Körpergerüche. Nach Ansicht von Bemporad et al. scheinen diese mütterlichen Schwierigkeiten mit dem Körper sie besonders empfindlich zu machen gegenüber dem kindlichen Schmieren. Das macht das Schmieren zu einem völlig unakzeptablen Verhalten.

Wie Wolters (1978) nachweist, reagieren die meisten Mütter negativ mit Bestrafung und Schlägen auf das Einkoten. Die Zahl der Väter, die negativ reagierten, war kleiner. Fast ein Viertel der Väter reagierte überhaupt nicht und überließ die Erziehung ganz der Mutter. Positive Reaktionen wie Hilfe oder Unterstützung waren selten, sowohl bei den Vätern wie auch bei den Müttern.

Bemporad et al. meinen nun, daß die mütterliche Reaktion auf das anfängliche Schmieren dieses als Symptom fixieren kann und das Kind veranlaßt, das Schmieren aufrecht zu erhalten. Die Autoren zeigen, daß die Kinder schon früher mit anderen schwerwiegenden Symptomen versucht haben, die Aufmerksamkeit auf sich zu lenken, aber immer unbeachtet geblieben sind. Die Kinder zeigten neben Lernstörungen oft Depressionen und sogar präpsychotisches Verhalten. Einkoten ist dann offensichtlich das Verhalten, das die Mutter aufgrund ihrer eigenen Struktur veranlaßt, sich dem Kinde zuzuwenden und ihm dauernde Aufmerksamkeit zu geben –, auch wenn diese Aufmerksamkeit mit Ärger und Bestrafung ausgedrückt wird (Bemporad et al. 1971).

1.2.7 Trennung von der Mutter

Nach Bellman (1966) variieren die Auswirkungen einer Separation von der Mutter von Fall zu Fall.

Einerseits beschreibt sie, daß ein Milieuwechsel Enkopretikern über 5 Jahre oft „heilt", vor allem dann, wenn diese Kinder zu Hause angstmachende Szenen erleben mußten. Sie betont aber auch, daß das Symptom dann oft wieder auftritt, schon bei einem kurzen Besuch zu Hause, z.B. übers Wochenende. Bellman meint, daß solche Ereignisse klar zeigen, daß ein gestörter Kontakt mit der häuslichen Umgebung, meist mit der Mutter, von zentraler Bedeutung ist. Diese Meinung wird auch unterstützt durch die Tatsache, daß es den enkopretischen Kindern eher besser ging, wenn die Mutter eine Arbeitsstelle annahm.

Bei vorschulpflichtigen Kindern stellt Bellman einen gegenteiligen Effekt fest: Hier tritt in der Regel das Symptom auf, wenn das Kinder von der Mutter getrennt wird. Bei Kindern, die während des 2. Weltkrieges von ihren Eltern getrennt worden sind, hat die Häufigkeit der Enkopresis und Enuresis stark zugenommen. Ähnliche Befunde wurden erhoben bei schwedischen Vorschulkindern, die in Sommerkolonien geschickt wurden.

In der vergleichenden Untersuchung von Bellman sind 27% der Enkopretiker vor dem 4. Lebensjahr während mindestens zwei Monaten von ihren Müttern getrennt gewesen — im Gegensatz zu 10% in der Kontrollgruppe (signifikant auf dem 5%-Niveau).

Krisch und Jahn (1981) zeigen, daß die meisten Einkoter bereits ein sehr wechselhaftes Schicksal erlebt haben, indem zwei Drittel der Probanden zumindest einmal von einem Milieu in ein völlig anderes verpflanzt worden sind. Fast 40% hatten eine solche Veränderung ihrer Lebensumstände sogar schon öfters durchgemacht. Der Vergleich mit einer Gruppe Enuretiker zeigt, daß diese deutlich weniger Milieuwechsel durchgemacht haben. Krisch und Jahn schließen daraus, daß die Enuretiker in sozialer Hinsicht weitaus weniger benachteiligt sind als die enkopretischen Kinder. Dies stimmt mit der Feststellung von Harbauer (1975) überein, der die Enkopretiker als „sozial schwerer geschädigtes Kollektiv" betrachtet.

Binét (1979) betrachtet die Trennung von der Mutter ebenfalls als zentrale Problematik: „Das Kind wird von einem Separationstrauma oder einer entsprechenden Traumenserie betroffen, muß die Trennung von der Mutter hilflos und erniedrigt ertragen. In dieser Situation trifft es der Befehl, sich zu schämen, und dieser Befehl fixiert die Selbstaufgabe und das Symptom. Das Kind fühlt sich dann ausgeliefert und gedemütigt. Je tiefer dieser Eindruck ist, desto tiefer ist die Regression. Die Enkopresis erweist sich also als Symptom eines Sichselbst-Aufgebens." Diese Haltung der apathischen Selbstaufgabe findet Binét auch in der Therapie von Enkopretikern. Seiner Erfahrung nach zeigen sie keinerlei Widerstand und kommen dem Therapeuten und den ihnen gebotenen Beschäftigungsmöglichkeiten mit der Haltung „mir ist alles egal" entgegen.

1.2.8 Die Geschwister der Enkopretiker

a) Stellung in der Geschwisterreihe

Die Angaben über Stellung in der Geschwisterreihe von enkopretischen Kindern gehen stark auseinander. Hoag et al. (1971), Nurcomb (1972) sowie Krisch und Jahn (1981) stellen eine Häufung von Erstgeborenen sowie von Einzelkindern bei den Enkopretikern fest und widerlegen damit die Aussage vieler Forscher, die Enkopresis sei vor allem bedingt durch die Unterlegenheit der Patienten in der Geschwisterrivalität.

Bellman (1966) kann in ihrer Studie keinen Verteilungsunterschied von ältesten, mittleren, jüngsten oder Einzelkindern mit Enkopresis im Vergleich zu einer Kontrollgruppe von gesunden 7–8jährigen Kindern feststellen. Dieser Befund wird von verschiedenen anderen Autoren bestätigt.

Krisch und Jahn (1981) nehmen an, daß Mütter in der Reinlichkeitserziehung ihrer Erstgeborenen üblicherweise bedeutend unsicherer sind als bei weiteren Kindern. Sie glauben also, daß den Müttern beim ersten Kind verständlicherweise auch gröbere Fehler in der Sauberkeitserziehung unterlaufen, die dann eben zur Entwicklung einer Enkopresis beitragen oder direkt dazu führen können. Krisch und Jahn unterstützen diese Meinung auch noch durch die Aussage, daß in einer unglücklichen Ehe die Eltern am meisten unbewußte Ablehnungsgefühle gegenüber dem ersten Kind empfinden, das sie möglicherweise erst zur Ehe veranlaßt hat, und daß die Ältesten die Konflikte zwischen den Eltern, aber auch zwischen Eltern und Kindern, am deutlichsten zu spüren bekommen.

b) Konflikte mit Geschwistern

Schwere Konflikte mit älteren Geschwistern traten in der Enkopretiker-Gruppe häufiger auf als in der Kontrollgruppe (signifikant 10%). Häufiger beschrieben die Eltern der Probanden, daß ein Geschwister eine höhere Stellung einnahm in bezug auf Intelligenz, Schulerfolg etc. als die Enkopretiker-Kinder. Dies im Gegensatz zur Kontrollgruppe (signifikant 5%) (Bellman 1966).

In kasuistischen Beispielen weisen Artner und Castell (1979) sowie Neill (1959) auf die große Bedeutung von Geschwistereifersucht bei Enkopretikern hin. Keilbach (1977) zeigt in ihren Fallbeispielen, daß enkopretische Kinder häufig unerwünscht waren und deshalb von den Eltern innerlich eher abgelehnt worden sind als deren Geschwister.

1.2.9 Die familiäre Situation

Krisch und Jahn (1981) stellen bei ihren Probanden fest, daß 2/5 der Enkopretiker als nicht-eheliche Kinder zur Welt gekommen sind. Neben dieser belastenden Ausgangssituation kommt noch die Tatsache hinzu, daß die Hälfte aller Patienten aus Familien stammen, die im Sinne von Anfallskrankheiten, Alkoholismus der Eltern, Schwachsinn oder Psychosen in der Aszendenz bereits von vornherein belastet waren. Dies bestätigt auch Wolters (1978). Artner und Castell (1979) stellen fest, daß ein Großteil der Eltern übermäßig mit persönlichen Problemen belastet und überdurchschnittlich auf eigene Bedürfnisse konzentriert ist.

Bellman (1966) beschreibt, daß psychische Störungen, die eine Hospitalisation zur Folge hatten, bei Vater oder Mutter von Enkopretikern statistisch häufiger auftraten als bei der Kontrollgruppe (signifikant 5%). Die Väter von Enkopretikern suchten wegen nervöser Symptome signifikant häufiger einen Arzt auf als diejenigen der Kontrollgruppe (signifikant 5%). Bei den Müttern war kein Unterschied feststellbar. In bezug auf Alkoholismus fand Bellman keine Häufung unter den Eltern von Enkopretikern.

Die *Wohnverhältnisse* waren nach Angabe von Wolters (1978) in den meisten Fällen gut, ebenso Toiletten und Waschmöglichkeiten. Keilbach (1977) sieht ebenfalls bei seinen Probanden keine Schwierigkeiten in den Wohnverhältnissen.

Finanzielle Verhältnisse: Bellman fand sowohl in der Unter- wie Mittel- und höheren sozio-ökonomischen Schicht eine Häufigkeit von 1,5% Enkopretikern. Ihrer Meinung nach ist das Symptom also in allen sozialen Schichten anzutreffen. Viele Autoren, die kleinere Gruppen untersucht haben, sind der Ansicht, daß die Enkopresis in tieferen sozialen Schichten häufiger vorkomme. Fisher (1979) glaubt, daß dies eine Frage der Klientenauswahl ist, daß höhere soziale Schichten die Kinder eher zu privaten Spezialisten und weniger in eine Poliklinik oder Klinik zur Abklärung und Behandlung bringen. Dies macht die unterschiedlichen Angaben verständlich. So schreiben Krisch und Jahn (1981): „Die enkopretischen Kinder waren überwiegend aus dem Arbeitermilieu gekommen — so wie es auch im übrigen Krankengut unserer Station für gewöhnlich der Fall ist." Keilbach (1977) hingegen stellt fest, daß im Vergleich mit der prozentualen Verteilung im gesamten Krankengut des Institutes für psychogene Erkrankungen bei den Enkopretiker-Familien die akademischen Berufe deutlich überrepräsentiert sind.

Keilbach (1977) zeigt, daß in allen Familien ihrer Probanden das Geld und das Sparen eine zentrale Thematik darstellen und daß mit dieser Thematik große Verlustängstlichkeit verknüpft war. Auch Strunk (1976) empfiehlt, darauf zu achten, wie die Angehörigen des Kindes mit Geld und Besitzverhältnissen umzugehen pflegen, da sich hinter dem Einkoten eines Kindes die Unfähigkeit verbergen kann, Besitz zu verteidigen und zu behalten. Auch Herzka (1978) geht in seiner Fallbeschreibung auf diese Thematik ein und beschreibt, wie sein Proband „Geben und Nehmen symbolisiert durch Enkopresis und Stibitzen nicht meistern kann".

Keilbach (1977) findet bei den Eltern enkopretischer Kinder gehäuft Konflikte im Leistungsbereich in Form von ausgeprägten Arbeitsstörungen. Sie stellt als wichtige Problematik der Familie einen Mangel an sozialem Kontakt heraus. Alle untersuchten Familien lebten isoliert ohne Freundes- oder Bekanntenkreis. Kino, Theater oder Lokalbesuche wurden weitgehend abgelehnt.

Die Beurteilung der *elterlichen Ehe* variiert in den verschiedenen Arbeiten über Enkopretiker von einem Extrem zum anderen: Christophersen und Berman (1978) meinen, es gäbe unter den Enkopretikern nur wenige Prozent, bei denen schwerwiegende Störungen zwischen den Eltern und innerhalb der Familie vorzufinden seien. So sehe man selten Alkohol- oder Drogenprobleme oder offensichtliche Eheschwierigkeiten.

Andere Autoren stellen fest, daß die Familien von Enkopretikern nach außen hin intakt scheinen, aber häufig innere Spannungen zwischen den Eltern in Form gestörter Beziehungen untereinander und zu dem betreffenden Kind bei genauerer Abklärung offensichtlich werden (Keilbach 1977, Artner u. Castell 1979).

Bellman (1966) fand, daß 16% der Enkopretiker bis zum Alter von 4 Jahren entweder nur einen Elternteil oder einen Ersatz-Elternteil hatten, im Gegensatz zur Kontrollgruppe mit 8% (nicht signifikant). Krisch und Jahn (1981) stellen fest, daß zur Zeit, als die Enkopretiker zur stationären Behandlung aufgenommen wurden, ihre Eltern in der Mehrzahl noch immer oder schon wieder getrennt voneinander lebten. Auf diese hohe Zahl von Scheidungen und Trennungen haben Bemporad et al. (1971) hingewiesen, und Masson und Perrenoud (1966) beschreiben ebenfalls eine hohe Anzahl von schweren Konflikten zwischen den Eltern, mit oder ohne Trennung.

Wolters (1978) hat die elterliche Beziehung von drei Gruppen unterschieden: Enkopretiker, andere psychosomatische Störungen, Dialyse-Kinder. Er betont, daß die Enkopretiker-Kinder zum großen Teil in Familien mit einem hohen Grad von Dysfunktionalität leben. Wenn es diesen Kindern unmöglich ist, akzeptable Muster von Beziehungen innerhalb der Familie aufzubauen, so verstricken sie sich in Schwierigkeiten in der weiteren Umgebung (Schule, Freunde) und landen so in der Isolation. Wolters bezeichnet eine Familie dann als dysharmonisch, wenn offensichtlich lang anhaltende Einflüsse von negativen Faktoren da sind, die die Entwicklung der Familie als Ganzes beeinträchtigen oder verunmöglichen. Diese Faktoren können seiner Meinung nach sein: psychische Störungen bei einem oder beiden Elternteilen (Mangel an emotionaler Wärme), Unklarheit oder Umkehr des Rollenverhaltens der Eltern, wobei die Interaktion zwischen den Eltern eine wichtige Rolle spielt. Bei der Gruppe der Enkopretiker und Psychosomatiker war die Interaktion zwischen Vater und Mutter nicht vorhanden oder sehr gering. Die Eltern lebten entweder in einem Zustand gegenseitigen Mißverständnisses und zankten sich häufig, oder sie erweckten nach außen den Anschein von Kontakt, wodurch das eigentliche Problem der Partnerbeziehung aus dem Blickfeld geriet. Auch die Interaktion zwischen den anderen Familienmitgliedern und zwischen den Kindern und den Eltern folgte mehr oder weniger demselben Muster. In der Kontrollgruppe der Dialyse-Kinder war die familiäre Atmosphäre viel harmonischer, und es waren mehr positive Interaktionen zwischen den Eltern und zwischen allen Familienmitgliedern feststellbar.

Diese Befunde bestätigen die Ansicht von Strunk (1976), der schreibt: „Die schwerwiegenden Konflikte, die innerhalb einer Familie eines Enkopretikers in der Regel anzutreffen sind, lassen das Kind häufig als den Symptomträger einer Familienneurose im Sinne Richters erscheinen."

1.2.10 Familiäre und interpersonale Dynamik

In neuerer Zeit haben verschiedene Autoren darauf hingewiesen, daß die Enkopresis als das Resultat einer gestörten familiären Beziehung gesehen werden kann (Bemporad et al. 1971, Hoag et al. 1971, Baird 1974, Wolters 1978, Andolfi 1978).

Baird (1974) betont, daß der Kampf zwischen dem Kind mit seinem Zurückhalten und den Eltern mit ihrem Druck zur Sauberkeit ganz ins Interesse der Fachleute geraten ist, wobei diese Schlacht um den Stuhlgang eigentlich die anschaulichste und lebhafteste gegenseitige Interaktion zwischen dem Kind und dem Rest der Familie darstellt. Die Familiendynamik selbst, die diesen Kampf hervorgebracht hat, ist nicht beachtet worden. Oder der Kampf ist mißverstanden und nur noch gesehen worden als Resultat der kindlichen oder mütterlichen Pathologie, anstatt als Resultat der gestörten Interaktion.

Hoag et al. (1971) haben nach intensivem Studium von 10 Enkopretiker-Familien folgendes festgestellt: Keiner der Enkopretiker war der Beliebteste in der Familie, 9 hingegen waren am wenigsten beliebt in der Familie. Paradoxerweise schienen die Mütter die nächste Beziehung zu diesen Kindern zu haben. Erstaunlicherweise gaben mehrere Mütter an, daß sie in ihren enkopretischen Kindern die Charaktereigenschaften ihrer Partner suchten und auch fanden, die sie am meisten ablehnten und am wenigsten ausstehen konnten. Es zeigte sich also, daß die Enkopretiker die negativen Eigenschaften ihrer Väter personifizierten.

Hoag et al. stellten fest, daß sich die Enkopretiker verängstigt, unbeliebt und verunsichert in der eigenen Familie fühlten und in der ganzen Welt. Sie erlebten eine doppelbindende Beziehung mit ihren unberechenbaren Müttern. Ihre Väter ignorierten sie und überließen sie schutzlos und verwundbar der feindselig-abhängigen Beziehung zur Mutter. Die enkopretischen Kinder waren zu ängstlich, um Ärger offen und direkt auszudrücken und hatten ein zu schlechtes Selbstvertrauen, um andere Ressourcen zur Selbstbestätigung zu entwickeln.

Wolters (1978) meint, daß das psychosoziale Funktionieren oder Nicht-Funktionieren innerhalb der ganzen Familie viel ausschlaggebender ist als ein Beziehungssystem (z.B. Mutter-Kind-Beziehung). Als wichtige Umgebungsfaktoren nennt er: die ganze Breite von beeinflussenden Prozessen innerhalb der Familie und zwischen dem Kind und seiner direkten Umgebung (z.B. Schule, Altersgenossen).

Verschiedene Autoren betonen, daß weniger das Sauberkeitstraining für die Entstehung der Enkopresis verantwortlich gemacht werden kann, als die Interaktionen zwischen dem Kind und den Eltern, die letztendlich zu einem eigentlichen „Kampf um den Stuhlgang" ausarten (Anthony 1957, Bemporad et al. 1971, Baird 1974, Amsterdam 1979). Die Autoren weisen auf die große Überverantwortung hin, die die Eltern für den Stuhlgang des Kindes übernehmen und streben vor allem an, daß das Kind bewußt Kontrolle und Verantwortung für seinen eigenen Körper übernehmen soll. Weil aber das enkopretische Symptom eine große Bedeutung als Selbstbehauptung und Aggression vor allem gegen die Mutter hat, ist es nötig, daß andere Möglichkeiten als Ausdruck des Selbst und der Stärke aufgebaut werden können.

Baird (1974) hat anhand von 40 Familien mit enkopretischen Kindern spezifische und immer wieder zu beobachtende Interaktionsmuster herausgearbeitet. Sie nennt in ihrer Arbeit die folgenden Punkte und führt sie anhand von eindrücklichen Fallbeispielen aus:

1. Zurückhaltung: Beim Kind: Es hält seinen Abfall zurück, bewußt oder unbewußt. Bei der Familie: Die Familie übt of starke Kontrolle und Macht aus mit Zurückhalten von für das Kind wichtigen Informationen oder wichtigen Dingen. Z.B. werden einem enkopretischen Kind die Fakten über seine Herkunft vorenthalten. Oft sickern dann doch einige Andeutungen durch (wie der Stuhl beim Kind), gerade genug, um das Kind zu quälen und zu verunsichern. Es kann aber auch Lob oder Anerkennung dem Kind gegenüber zurückgehalten werden.

2. Infantilisation: Beim Kind: Die Enkopresis ist eine Fixation oder eine Regression zu infantilem Verhalten.
Bei der Familie: Die Familie mischt sich ein in die eigenen natürlichen physiologischen Abläufe und engen die Reifung und Entwicklung des Kindes ein, indem sie ihm ihren Willen aufzwingen und dadurch das infantile Verhalten des Kindes verstärken. Es ist auffällig, wie in diesen Familien auch sonst über die Kinder verfügt wird, sie erhalten z.B. keine oder nur wenige Informationen über wichtige Dinge.

3. Schlecht gehandhabter Ärger: Vom Kind: Der kindliche Ärger ist oft schwer zu verstehen, weil er hinter dem Zurückhalten und Schmieren versteckt ist und nicht direkt herauskommt.

Von der Familie: Die Familie zeigt ihren Ärger im Vergelten, Bestrafen, Korrigieren und im Abweisen des Kindes. Ärger ist eine vorherrschende Emotion in den enkopretischen Familien. Aber der Ärger wird stark unterdrückt, verleugnet und ignoriert. Oft kann man feststellen, daß sich der Ärger eines Elternteils auf das enkopretische Kind richtet anstatt auf den eigentlichen Empfänger, den Partner.

4. Gestörte Kommunikation: Vom Kind: Die Enkopresis ist eine wirkungsvolle, hoch verdichtete, symbolische Darstellung der gestörten Kommunikation des Kindes mit seiner Umwelt.

Von der Familie: Die Familie nimmt die Bedürfnisse des Kindes nach Kontakt nicht wahr und kann nicht sehen, daß all die Anstrengungen des Kindes zurückzuhalten, im Grunde ein Wunsch des Kindes ist, loslassen zu können.

Artner und Castell (1979) zeigen anhand eines Fallbeispiels, daß auch die Großelterngeneration mit in den Konflikt einbezogen sein kann und weisen darauf hin, wie ausgeprägt die ganze familiäre Atmosphäre gestört sein kann. Z.B. bestanden zwischen dem Vater eines enkopretischen Kindes und dessen Schwiegermutter seit langer Zeit schwerste Spannungen, die dazu führten, daß die beiden seit Jahren nicht mehr miteinander sprachen. Die Autoren führen aus: „Der Vater des Patienten kotete ca. zweimal monatlich ein. Er war im Besitz von ca. 5 Sparguthaben und sehr sparsam beim Ausgeben von Geld. Der 7jährige Bruder kotete seit ein bis zwei Jahren einmal pro Woche ein und die 9jährige Schwester litt an emotionalen Störungen, sie führte mehrfach demonstrative präsuizidale Handlungen aus."

Andolfi (1978) zeigt in einer ausführlichen Therapie-Darstellung eines enkopretischen Kindes, wie erst zum Zeitpunkt der Symptombesserung die zusammenhängende Bedeutung der Enkopresis klar und deutlich wurde: Die Enkopresis hatte die Funktion eines Alarmsignals für die ganze Familie und zeigte eine tief gestörte Situation in der Familie auf verschiedenen Ebenen an, die schon lange Zeit bestand, die aber nie angesprochen oder angegangen worden ist. Durch diese Erkenntnis war nun nicht mehr die Enkopresis das vordergründige Problem, sondern die Notwendigkeit, ein neues Modell familiärer Beziehungen zu erarbeiten, das besser die Bedürfnisse aller Familienmitglieder berücksichtigen kann.

1.3 Zur Ätiologie der Enkopresis

1.3.1 Endogene organische Faktoren

a) Genetische Faktoren

Bellman (1966) fand eine Überrepräsentation von Enkopretikern in den Familien von enkopretischen Kindern, aber keinen Fall in der Kontrollgruppe. Ihrer Aussage nach hatten 15% der biologischen Väter selbst zwischen 7 und 14 Jahren enkopretische Symptome. Auch Keilbach (1977) weist auf gehäuftes familiäres Auftreten von Enkopresis hin, ebenso Artner und Castell (1979).

Verschiedene Forscher haben bei enkopretischen Kindern häufig Sprachstörungen und Zeichen von neurologischer Unreife festgestellt und daraus den Schluß gezogen, daß endogene organische Faktoren für die Entwicklung des Symptoms ausschlaggebend sind (Lifshitz u. Chovers 1972, Bemporad et al. 1978). Nach Ansicht von Largo et al. (1978) liegen der Enkopresis nur ausnahmsweise organische Ursachen zugrunde. Sie ist aber andererseits auch nicht eine rein funktionelle Störung in dem Sinn, daß für ihr Auftreten nur exogene Faktoren wie falsche Erziehung anzuschuldigen sind. Die endogene Komponente in Form einer Reifungsverzögerung oder einer Bereitschaft, auf bestimmte Umweltbedingungen mit Störungen der Darmkontrolle zu antworten, soll bei der Beurteilung und Betreuung enkopretischer Kinder beachtet werden. Ebenso konnten Wolters und Wauters (1975) nicht beweisen, daß eine erhöhte somatopsychische Verletzlichkeit bei Enkopretikern besteht, aber dennoch zeigen, daß die Kinder stärker beeinträchtigt werden durch Faktoren, die die Entwicklung stören, als z.B. Kinder mit anderen psychosomatischen Beschwerden. Strunk (1976) findet keine Anzeichen für körperliche Unreife, häufigeres Auftreten von Darmerkrankungen oder von Hirnschädigungen im Vergleich zu Kontrollgruppen. Auch Bellman (1966) fand bei den 186 Fällen im Vergleich mit einer Kontrollgruppe keinen Beweis für häufigeres Auftreten von organischen Krankheiten in Darm oder Kopf, einen Befund, den sie durch röntgenologische Abklärung und EEG-Untersuchungen erhärtete.

Tramer (1964) glaubt, daß Enkopresis häufiger auftritt bei „endocerebral bedingten neuropathischen Konstitutionen, bei Kindern mit gesteigerter Erregbarkeit".

b) Neurologische Faktoren

Untersuchungen über pathologische EGG-Befunde geben ein wenig einheitliches Bild: Niedermeyer und Parnitzke (1963) erhielten bei enkopretischen Kindern in 64,3% und bei Enuretikern gegen 36% ein pathologisches EEG. Bei Bellman (1966) war die Quote von auffälligen EEGs 21%, aber ohne spezifische Charakteristik. In der Untersuchung von Krisch (1980a) waren von den 21 vorhandenen Hirnstrombildern der Enkopretiker 52,4% als pathologisch eingestuft worden und in der Stichprobe der Enuretiker 48,4%. Krisch meint, daß auch hirnorganische Schäden für dieses Symptom keine größere ätiologische Bedeutung haben als für andere psychiatrische Störungen bei Kindern und daß eine leichte Hirnschädigung wohl ein häufiges, jedoch völlig unspezifisches ursächliches Moment beim Entstehen des Einkotens darstellt.

c) Intelligenz

Shirley (1938) fand bei den von ihr untersuchten Enkopretikern folgende Intelligenzquotienten: 35 Probanden mit einem IQ zwischen 80 und 130, 5 Probanden mit einem IQ zwischen 50 und 70 und 21 Probanden mit einem IQ unter 50. Auch andere Autoren weisen auf eine Häufung von Minderbegabten unter den Enkopretikern hin (Jekellius 1936, Schwidder 1975).

In der neueren Literatur hingegen wird ausgeführt, daß keine Korrelation zwischen dem Intelligenzquotienten und dem Symptom Enkopresis festgestellt werden kann (Ajuriaguerra 1970, Hoag et al. 1971, Strunk 1976, Keilbach 1977). Auch Bellman (1966) hat in ihrer Vergleichsstudie betreffend den IQ keinen Unterschied zur Kontrollgruppe festgestellt, so daß man annehmen kann, daß der Intelligenz keine spezielle Bedeutung bei der Entwicklung der Enkopresis zukommt.

d) Physiologische Faktoren

Viele Autoren haben die Frage untersucht, ob die Obstipation bei den Enkopretikern eine entscheidende Rolle spielt oder nicht. Bellman (1966) fand nicht mehr obstipierte Kinder in der Gruppe der Enkopretiker als in der Kontrollgruppe. Wolters (1974) hingegen findet bei Enkopretikern zu einem großen Teil Obstipation, und Taichert (1971) meint gar, daß die Obstipation primäre Ursache der Enkopresis sei. Diese Ansicht vertritt auch Davidson (1958). Meunier et al. (1976) führen das Entstehen der Enkopresis auf eine verminderte Empfindungsfähigkeit gegenüber Rektaldruck zurück. In ihrer Arbeit versuchen sie, die Angaben von vielen Enkopretikern zu unterstützen, daß „sie nicht fühlen können, wann sie aufs WC gehen müssen". Durch Messungen mit Rektal-Kathetern stellten sie fest, daß bei den Enkopretikern generell eine stark verminderte Empfindungsfähigkeit gegenüber Druck im Rektum vorhanden ist, was sich nach einer gründlichen Stuhlentleerung und einigen Wochen intensiver Behandlung besserte. Artner und Castell (1979) haben bei 7 der 9 Enkopretiker ihrer Studie eine Obstipation festgestellt und diese Kinder zum Ausschluß einer organischen Ursache mit einer Defäkographie und einer Elektromanometrie weiter abgeklärt. Die Untersuchung bei den 7 Kindern erbrachten in 3 Fällen den Verdacht auf „organische Analsphincterachalasie", jedoch mit starker psychischer Überlagerung. Bei 2 Kindern bestand zusätzlich ein sekundäres Dolichosigma und in einem Fall ein Megarektum. Bei den übrigen Kindern handelte es sich um eine „neurovegetativ-psychogene Analsphincterachalasie" oder um „Entleerungsverhalten mit deutlicher neurovegetativ-psychogener Gegensteuerung".

Wegen der starken psychischen Überlagerung der drei organischen Verdachtsbefunde wurde auf chirurgischen Eingriff verzichtet und mit konservativen Mitteln ein unauffälliges Entleerungsverhalten erzielt. Fisher (1979) stellt fest, daß die Ansicht über die Bedeutung der Obstipation bei Enkopretikern sehr variiert und daß man einzig feststellen kann, daß ein Kind sicher chronisch obstipiert sein kann, ohne Enkopretiker zu werden, und daß ein Kind enkopretisch werden kann mit oder ohne Obstipation.

1.3.2 Exogene organische Faktoren

Bei der Frage nach der Ätiologie der Enkopresis sind auch somatische Faktoren häufig diskutiert worden. Sowohl von Kinderärzten wie auch von Psychiatern und Psychoanalytikern wird darauf hingewiesen, daß wiederholte oder längerdauernde Darmkrankheiten (wie Dyspepsien, Diarrhoe, Analfissuren, chronische Obstipation oder Rektumprolaps) den Darmbereich zu einem bevorzugten Ort der Entwicklung nervöser Symptome machen können. Vor allem Stier (1924/25) hat auf diese ätiologischen Faktoren hingewiesen.

Im Gegensatz dazu gibt es andere Arbeiten, die belegen, daß körperliche Krankheiten unter Enkopretikern nicht häufiger sind als bei den Kontrollprobanden (Bellman 1966, Wolters u. Wauters 1975, Strunk 1976).

Auch aus den Untersuchungen von Bellman (1966) geht hervor, daß die enkopretischen Kinder keine größere Häufigkeit von körperlichen Krankheiten hatten als die Kontrollgruppe. Die Anamnesen zeigten ähnliche Häufigkeit von gastrointestinalen Erkrankungen und Obstipation. Beschwerden wegen Analfissuren waren etwas häufiger bei den Enkopretikern.

Nach Ansicht von Lutz (1968) finden sich bei der Enkopresis viel weniger häufig als bei der Enuresis organische Ursachen, wie z.B. eine Incontinentia alvi bei Sphinkterlähmung.

1.3.3 Schwangerschaft, Geburt und frühkindliche Entwicklung

Hoag et al. (1971) stellen fest, daß die Enkopretiker-Kinder of unerwünschte oder unerwartete Schwangerschaften waren. Anamnetische Daten betreffend Krankheiten oder Traumata bei der Geburt waren nicht häufiger als in der Kontrollgruppe, ebenso bestand kein Unterschied in Gewicht und Länge bei der Geburt und später bei Schuleintritt (Bellman 1966). Krisch (1980b) stellt bei allen seinen 3 Probanden Anzeichen eines infantilen psychoorganischen Syndroms fest. Bei den 8 Probanden von Keilbach (1977) wurde bei einem Enkopretiker ein infantiles psychoorganisches Syndrom diagnostiziert. Nach Bemporad et al. (1978) zeigen Enkopretiker häufig angeborene neurologische Defekte, die sich später manifestieren in: Sprachschwierigkeiten, schlechter Koordination und Körperbeherrschung und/oder neurologischen "soft signs". Auch Kanner (1953) sowie Lifshitz und Chovers (1972) postulieren eine neurologische Unreife bei Enkopretikern. Dieser Mangel an angemessener Reife erscheint speziell wichtig, da damit die onthogenetische Bereitschaft für das Sauberkeitstraining des Kindes herausgezögert oder gehemmt wird. Dieser Entwicklungsprozeß ist deutlich hervorgehoben worden als von grundlegender ätiologischer Bedeutung bei Enkopresis mit dem übereinstimmenden Befund, daß das Training zu früh und zu hart begonnen wurde (Shane 1967, Silber 1969).

Krisch (1980a) hat Komplikationen in Schwangerschaft, Geburt und frühkindlicher Entwicklung verglichen zwischen Enuretikern und Enkopretikern und hat keine signifikanten Unterschiede festgestellt.

Nach Strunk (1976) fehlen oft elterliche Beobachtungen einer Trotzphase, oder aber die Trotzphase besteht weit über das 4. Lebensjahr hinaus. Auch Bellman (1966) betrachtet als sehr bedeutsamen Faktor, daß Enkopretiker ihren Trotz im Alter von 2–3 Jahren signifikant weniger zur Schau stellen als die Kinder in der Kontrollgruppe.

1.3.4 Sauberkeitserziehung

Die Sauberkeitserziehung nimmt einen zentralen Platz in der Frage nach der Ätiologie der Enkopresis ein.

a) Entwicklungspsychologie

In der Entwicklungspychologie wird der Reinlichkeitserziehung jedenfalls große Wichtigkeit zugemessen. Stern (1950) weist darauf hin, daß die Körperfunktionen, die zu einer Quelle von Lustempfindungen oder von Widerständen werden können, an die Entwicklung der körperlichen Grundlagen gebunden sind. Seiner Ansicht nach entwickelt sich der nervöse Apparat, der die Voraussetzung der Beherrschung der Sphinkterfunktion bildet, erst etwa gegen Ende des 1. Lebensjahres. Deshalb kann die Erziehung zur Sauberkeit mit vollem Erfolg erst in dieser Zeit beginnen. Falls man das Kind schon früher mit Zwang und Strafe zur Sauberkeit zu erziehen versucht, so muß dies bei ihm eine wesentliche, starke Feindseligkeit ausbilden und in vielen Fällen Angst zur Folge haben. Diese Ansicht wird von anderen Autoren unterstützt (Remplein 1969, Fraiberg 1972, Herzka 1972).

Auch Zulliger (1975) greift die „vorzeitige Reinlichkeitsdressur" scharf an. In der entwicklungspädiatrischen Untersuchung zeigen Largo et al. (1978), daß frühzeitiges und intensives Training die Entwicklung der Darm- und Blasenkontrolle nur unwesentlich zu beeinflussen vermag. Diese Befunde stimmen mit den Aussagen von Klackenberg (1971) gut überein.

Erikson (1957) weist darauf hin, daß der Übergang von mütterlicher Kontrolle zur Selbstkontrolle der Sauberkeit eine wichtige Leistung in der Entwicklung des Ichs und des individuellen Gefühls von Autonomie und Kompetenz der Selbstverwaltung ist. Zu dieser Entwicklung der Sphinkterkontrolle ist es wichtig, daß jeglicher Kampf mit dem Kind vermieden wird, daß das Kind nicht gezwungen wird, auf den Topf zu gehen, wenn es nicht gehen will (Illingworth 1968). Blum und Blum-Sapas (1946) zeigen, daß die Entwicklung der Sprachfunktion und der Reinlichkeitsfunktion sich zum Vergleich eignen: Vervollkommnung in der Beherrschung der Sprache und der Sphinkteren gehen miteinander parallel. Ebenso vergleichen die Autoren die Reinlichkeitsentwicklung mit der Spielentwicklung: Jedes Lernen ist ein Isolieren, ein Herauslösen eines Vorganges aus den anderen Zusammenhängen und Einordnen in eine geforderte Zweckmäßigkeit. Auch zum Rein-Werden gehört dieses Isolieren. Dazu muß das Kind aber zuerst die nötige Reife erreicht haben, erst dann wird es nämlich möglich, daß der Begriff des Rein-Seins gebildet und faßbar wird. Dieses Stadium beginnt nach dem 2. Lebensjahr und entwickelt sich im Laufe des 3. Lebensjahres langsam und allmählich weiter. Durch die Belebung des Materials und die Möglichkeit der Formung kann das Kind das Material als Produkt von sich selbst abheben, es aus sich entlassen und es in einen weiteren Umweltkreis einreihen, d.h. sich von ihm trennen. Erst mit diesem Entwicklungsschritt, der Ablösung des Produktes als Werk, ist die Möglichkeit einer endgültigen inneren Trennung vom Kot gegeben. Diese Phase liegt im 3.–4. Lebensjahr.

b) Kulturelle Aspekte der Sauberkeitserziehung

Fisher (1979) weist darauf hin, daß Ende des letzten Jahrhunderts das Kleinkind bis zum 2. oder 3. Lebensjahr nicht mit der Sauberkeitserziehung konfrontiert wurde. Erst durch die Entwicklung moderner sanitärer Installationen in den Häusern wuchs die Anforderung an die Kleinkinder zur möglichst raschen Sauberkeit. So fordert beispielsweise Feer im Lehrbuch der Kinderheilkunde 1934: „Spätestens mit etwa 6 Monaten soll man das Kind zur Verrichtung seiner Geschäfte anhalten, mit einem Jahr läßt sich das Kind abpassen und kurze Zeit später meldet es sich zur Befriedigung seiner Bedürfnisse selbst."

Große Unterschiede bestehen in verschiedenen Kulturen: In den USA wird ein Kind mit 2 Jahren für fähig erachtet zur willentlichen Stuhlkontrolle (Shirley 1938, Bakwin 1960). In Europa liegt das Alter ungefähr bei 3 Jahren (Largo u. Stutzle 1977b). Andere Autoren glauben, daß die Stabilisierung der Reinlichkeitsgewöhnung erst mit 4 Jahren erreicht wird (Bellman 1966, Wolters 1978, Artner u. Castell 1979, Probst et al. 1980). Frijling-Schreuder (1974) meint, daß das Fehlen der Sphinkterkontrolle erst nach dem 5. Lebensjahr als pathologisch angesehen werden muß.

Gewisse primitive Völker erwarten von ihren Kindern nicht, daß sie an einem bestimmten Ort defäzieren, bis sie 6 Jahre alt sind (Whiting u. Child 1953). Spitz bietet uns zwei faszinierende Beschreibungen über zwei Eingeborenenstämme in Neuguinea.

Die Manus-Insulaner zeigen eine sehr strenge Erziehungshaltung. Die Kinder unterliegen einer ganz frühzeitigen Reinlichkeitsgewöhnung, die darin ihren Abschluß findet, daß der Knabe mit den Männern zu den abgesonderten Exkretionsplätzen aufs Wasser hinausgerudert wird, Plätze, die von keinem weiblichen Wesen erblickt, geschweige denn betreten werden dürfen. Die Kinder sind ausgesprochene Lieblinge des Vaters und schlafen auch nachts in seinen Armen. Liebe findet man nur in Form eines sadistischen Besitzergreifens der Frau. Die Kinder kennen außer phantasiearmen eintönigen Spielen und Balgereien keine Spiele. Frühzeitig wird ihnen Wert und Wichtigkeit und die Respektierung des Besitzes beigebracht. Freundschaft existiert nur zu Handelszwecken. Die wichtigsten Lebensinhalte bilden die Beziehungen materieller Art untereinander: Bezahlung von Schulden, Herstellung von Zahlungsmitteln, fortlaufende Feststellung, Bezahlung und Eintreibung von Schulden.

Im Gegensatz dazu beschreibt Spitz (1935) die 300 Kilometer weit entfernt wohnenden *Trobriander-Insulaner:* Die Kinder unterliegen keinerlei Versagungen und Einschränkungen, weder in bezug auf Äußerungen ihrer Sexualität noch in bezug auf Reinlichkeitsvorschriften, die erst spät und milde gehandhabt werden. Auffallend ist die Ignorierung aller Sauberkeitsbegriffe. Säuglinge und Kleinkinder bleiben tagelang in den Fäkalien liegen. Gegenüber den Kindern herrscht keine Aggressivität. Das Saugen an der Mutterbrust wird ihnen, so lange und wann sie wollen, gewährt.

Trotz schwieriger Ernährungsverhältnisse und drohender Hungergefahren existiert keinerlei Vorsorge im Sinne des Aufspeicherns von Vorräten. Der Sinn für Besitztum ist unentwickelt. Handelsbeziehungen existieren nicht.

Die Trobriander sind ein sorgloses, fröhliches Volk, dessen Hauptmotto „leben und leben lassen" in den weitesten Grenzen und auch den Kindern gegenüber angewendet wird.

c) Psychologische Aspekte bei der Reinlichkeitserziehung

In Übereinstimmung mit Freud wird von Anthony (1957) die Prädisposition zu analer Fixierung zum großen Teil der Art der Sauberkeitserziehung zugeschrieben. Anthony betont, daß beides, ein zu strenges und frühes Training wie auch ein vernachlässigtes und verspätetes Training zu dieser Prädisposition führen kann.

Die Reinlichkeitserziehung ist die erste Triebeinschränkung, die das Kind selbständig ausführen lernen sollte. Das Kind hat ein ambivalentes Verhältnis zu seinen

Exkrementen, da sie sowohl ein Teil seines Körper-Ichs als auch diesem fremd sind. Die Entleerung bereitet zudem Freude und Lust, der Ekel vor den Ausscheidungsprodukten kommt erst durch äußere Einwirkung zustande. Nach Binét (1979) kommt das Kind durch die Reinlichkeitserziehung in einen Zwiespalt: „Setzen die Eltern das Kind auf den Topf, so wünschen sie von ihm, daß es etwas wollen soll, was es nicht will: eine lustvolle Tätigkeit auszuführen bzw. daß es nicht wollen soll, was es will." Binét glaubt, daß sich die meisten Kinder früher oder später mit diesem elterlichen Wunsch identifizieren und sauber werden, ein Teil der Kinder aber auf die widersprüchliche Anforderung mit einem paradoxen Verhalten reagiert. Diese kommen dann dem elterlichen Befehl nach, aber nicht dem Befehl zur Beherrschung der Triebe, sondern dem Befehl zur Unterwerfung: Sie bleiben Bettnässer oder Einkoter oder regredieren später auf diese Stufe.

d) Gestörte Sauberkeitserziehung

Verschiedene Forscher fanden, daß eine gestörte Sauberkeitserziehung für die Ätiologie der Enkopresis wesentlich ist (Huschka 1942, Prugh 1954, Kanner 1953, Bemporad et al. 1971). Huschka (1942) hat das Stuhltraining eingeteilt in:
zwanghaft eindringendes Training, sowohl physisch (mit Einläufen, Zäpfchen) oder psychisch (mit Bestrafung, Entwickeln von Schamgefühlen) oder aber zeitlich (Beginn vor dem 8. Lebensmonat);
pathologisches Zurückstellen und Vernachlässigen des Sauberkeitstrainings: Beginn des Trainings erst nach dem 3. Lebensjahr oder elterliche Inkonstanz und Gleichgültigkeit gegenüber dem Sauberkeitstraining.

Hoag et al. (1971) haben darauf hingewiesen, daß bei den primären Enkopretikern die Mütter häufig während der Sauberkeitserziehung der Buben ungewollt und unglücklich schwanger geworden sind und sich deshalb nicht genügend der Sauberkeitserziehung der Kinder widmen konnten. Nurcomb (1972) unterstützt diese Befunde, wenn er feststellt, daß bei enkopretischen Kindern häufig eine der drei folgenden Formen der Sauberkeitserziehung schon vor dem 1. Lebensjahr angewendet wurde: eine zwanghafte – inkonstante – oder unterbrochene Sauberkeitserziehung.

Bemporad et al. (1971) glauben, daß diesem verfrühten Versuch des Sauberkeitstrainings immer mehr Bedeutung zukommt, wenn der früher erwähnte neurologische Reifungsmangel berücksichtigt wird. Viele Mütter interpretieren dann die Unfähigkeit des Kindes, sauber zu werden, als Beweis für deren Bosheit und deren Negativismus. Dadurch entwickelt sich dann eine Situation rund um das Sauberkeitstraining, die charakterisiert ist durch schlechte Regelung, Zwangsmaßnahmen, wenig Unterstützung und Anordnung, häufige Bestrafung für Inkontinenz, kein emotionaler Kontakt zwischen Mutter und Kind, so daß die Mutter überhaupt nicht das psychologische Zeichen und die emotionale Not des Kindes verstehen kann.

Bellman (1966) konnte im Vergleich mit einer Kontrollgruppe nicht bestätigen, daß die Mütter mit enkopretischen Kindern die Sauberkeitserziehung früher begonnen hätten. In beiden Gruppen war der Prozentsatz der früh trainierten Kinder 25%. Mit 31% waren aber die Mütter, die Zwangsmaßnahmen in bezug auf die Reinlichkeitserziehung anwandten, deutlich höher als bei der Kontrollgruppe (5%). 8% der

Enkopretiker waren überhaupt nie richtig trainiert worden, bei der Kontrollgruppe haben alle Kinder eine Reinlichkeitserziehung erhalten.

Auch wenn die Mütter von enkopretischen Kindern mit dem Sauberkeitstraining nicht früher begonnen haben, so haben sie dennoch erwartet, daß das Kind früher sauber sei als der Durchschnitt. Angst vor dem Topf oder Toilette wurde in 13% der Enkopretiker gefunden, aber bei keinem Kind in der Kontrollgruppe.

Ein großer Unterschied besteht zwischen den Müttern von Enkopretikern und Müttern der Kontrollgruppe insofern, als letztere mehr Verständnis hatten für die verschiedenen Reaktionsarten der verschiedenen Kinder in der Familie, während die Mütter von enkopretischen Kindern dies nicht konnten. So fand Bellman bei 24% der Enkopretiker-Gruppe, daß die Mütter bei üblicherweise vorkommenden „Unfällen" während des Sauberkeitstrainings sehr massiv regierten, z.B. mit Schlagen. Die Mütter der Kontrollgruppe konnten mit solchen „Unfällen" besser umgehen, reagierten gleichmütiger und schlugen deswegen ihre Kinder nur in 5% der Fälle.

In Gegensatz zu den oben erwähnten Arbeiten vertreten andere Autoren (Baird 1974, Artner u. Castell 1979, Keilbach 1977) die Meinung, daß das Sauberkeitstraining nicht von entscheidender Bedeutung für die Ätiologie der Enkopresis sei. Strunk (1976) meint, daß sich eine primäre Enkopresis relativ selten auf eine mangelnde Reinlichkeitserziehung, z.B. im Rahmen einer Milieuverwahrlosung, zurückführen läßt.

1.3.5 Psychologische Faktoren

Henoch (1887) vermutete, daß die Enkopresis psychogenen Ursprungs sei. Er behandelte seine Fälle mit einer Injektion von Ergotin oder destilliertem Wasser subkutan neben dem Anus und unterstrich seine Kur durch ein paar energische Schläge auf die Nates. Henoch meint selbst: „daß hier nur der psychische Eindruck der Injektion, d.h. die Furcht vor dem Einstechen der Spritze und der darauf folgenden Applikation von Schlägen, wirkte, wird wohl niemand bestreiten." Oxenius (1949) wandte mit gutem Erfolg eine andere Taktik an: Er ließ das enkopretische Kind in den Wartesaal kommen und erklärte den übrigen anwesenden Patienten vor dem Kind, was mit ihm nicht in Ordnung sei.

Im Gegensatz dazu hat Fowler schon 1882 über zwei Fälle von enkopretischen Kindern berichtet, die er dadurch heilte, daß er den psychischen Stress und Druck der Umgebung des Kindes verminderte.

a) Die Enkopresis aus daseinsanalytischer Sicht

Weber (1973) führt in seiner Arbeit „Daseinsanalyse und psychosomatische Medizin" aus, daß das Leib-Seele-Problem hinfällig wird, wenn man bedenkt, daß eine Auseinandersetzung des Menschen mit der Umwelt ohne Leib völlig undenkbar ist. „In der daseinsanalytischen Sprache heißt dies: Der Mensch kann seine Existenz nur leiblich austragen." Weber führt aus, daß eine psychosomatische Störung verstanden werden kann, wenn man zuerst vom Symptom ausgeht, sich dann nach der Funktion des gestörten Organes fragt und nach der Bedeutung, die dieses Organ in der Umweltbeziehung des Menschen hat. Zum Schluß muß die Art und Weise hinterfragt werden, wie diese Umweltbeziehung gestimmt ist.

Anhand eines Fallbeispiels von einem 10jährigen Mädchen mit Obstipation, sekundärem Megakolon und einer Überlaufenkopresis erklärt der Autor seine daseinsanalytische Betrachtungsweise: „Wenn man einen solchen Patienten zur psychiatrischen Untersuchung bekommt, geht man ganz einfach wieder von der Frage aus: Welches Organ ist gestört? Gestört ist in diesem Fall der Dickdarm. Die zweite Frage heißt: Welches ist die Funktion des Dickdarms? Zweifelsohne die Ausscheidung von Kot. Bei unserer Patientin ist diese Funktion gestört. Sie scheidet den Kot nicht aus, sondern sie hält ihn zurück. Da, wie die Röntgenuntersuchung zeigt, der Darm ganz normal funktionieren kann, kann der Grund für dieses Zurückhalten nicht im Darm liegen. Vielmehr muß das Mädchen sich in einer Situation befinden, in welcher es etwas zurückhalten muß. Und da der Dickdarm dasjenige Organ ist, welches mit dem Hergeben und Zurückbehalten am meisten zu tun hat, macht er mit. Daß dieses Mädchen tatsächlich etwas zurückhielt, ergab sich aus der Erzählung im thematischen Apperzeptionstest (TAT), bei dem vom Patienten jeweils eine Geschichte – meist projektiven Inhalts – über ein vorgelegtes Bild formuliert werden muß."

Stuhlretention und Stuhlentleerung können nach Herzka (1981) als psychosomatische Korrelate für seelische Haltung verstanden werden, als sogenannte Körpersprache. Dabei ist der Kot als ein Eigentum des eigenen Körpers anzusehen. „Retention (und Überlaufenkopresis) bedeutet ein Zurückbehalten, Sich-Weigern, diesen Teil von sich selbst herzugeben, sich zu ‚entäußern'. Das aktive ‚In-die-Hose-machen' wäre hingegen ein aggressives Symptom. Man ‚demonstriert' damit, ohne sich dessen bewußt zu werden, daß man über dieses Hergeben selbst verfügt, ohne sich den sozialen Erwartungen der Umwelt unterzuordnen, im Sinne des Kraftwortes, daß man ‚auf alles scheißt'. Die Stuhlentleerung, besonders wenn sie häufig in kleinen Portionen (als ‚Durchfall') erfolgt, kann aber auch ‚Schiß', d.h. Angst ausdrücken."

Die Enkopresis ist im Gegensatz zu anderen neurotischen Krankheitszeichen ein auffälliges Geschehen: es ist ein lautes, krasses, störendes Symptom, für den Patienten, die Erwachsenen und die anderen Kinder schwer einfühlbar (Keilbach 1977).

b) Die Enkopresis aus Jungscher Sicht

Anhand einer ausführlichen Fallbeschreibung erklärt Kadinsky (1973), daß beim Einkoten immer ein Nicht-Annehmen der Begrenzung der eigenen Person enthalten ist, daß also das einkotende Kind festhält an dem Leben in einem unbegrenzten Kontinuum. Er sieht im Kotschmieren den Anspruch, mit den eigenen Exkrementen nach Belieben umgehen zu können, ebenso enthalten wie beim Einkoten. Er sieht das Einkoten als magische Handlung, die den Vater herbeibringen soll, oder den Kot als Ersatz für den abwesenden Vater.

Kadinsky meint, daß beim Enkopretiker immer eine nicht vollzogene Trennung von Eigenwelt und Umwelt vorhanden ist. Der Wille des Lehrers z.B. oder des Vaters ist für den Enkopretiker nicht etwas vom eigenen Willen Getrenntes, sondern beide kommunizieren in einem ungetrennten Kontinuum, das zwar dem Enkopretiker keine Wahlfreiheit läßt, ihm aber andererseits auch nicht das Erlebnis von Abhängigkeit und Schwäche gibt, weil ja gar nicht Wille gegen Wille steht. So wird auch ein weiterer Aspekt des Einkotens verständlich: Die Affektlosigkeit und freundliche Gleichgültigkeit des enkopretischen Kindes kann nun verstanden werden, weil ja der Enkopretiker wirklich keinen Konflikt mit einer realen Gestalt erlebt. Kadinsky beschreibt die Analyse einer 32jährigen, verheirateten Frau, die mit ungefähr 9 Jahren eine Periode von sekundärer Enkopresis durchgemacht hatte. Als sich die Patientin in ihren Träumen mit dem immer wieder erscheinenden Vaterbild zu beschäftigen begann, kamen ihr Erinnerungen aus der Zeit, in der sie einzukoten pflegte. Sie sagte dazu: „Man kann auf dem Topf sitzen und an Fäden ziehen, d.h. die Menschen als Marionetten benutzen. So sitzt das Kind auf dem Topf; so versucht man, die Welt zu beherrschen und in Wirklichkeit ist, wer auf dem Topf sitzt, selbst gefesselt durch die Fäden, die er zieht."

c) Die Enkopresis aus Freudscher Sicht

Freud hat die anale Phase als eine prägenitale Phase beschrieben und auf die Bedeutung der Anal-Erotik in der kindlichen Entwicklung hingewiesen. Daneben sieht er im Kot ein Symbol für Geld, Besitz, Geschenk, aber auch als Objekt der Ausstoßung und Vernichtung. Keilbach (1976) beschreibt die prägenitale anale Phase in zwei Stufen, die frühe Stufe mit objektfeindlichen Strebungen des Vernichtens und Verlierens und die spätere Stufe mit konservativen Tendenzen des Festhaltens und Beherrschens. Auf diese aggressiven Aspekte hat u.a. Harbauer (1978) hingewiesen oder Schwidder (1951), der die Enkopresis als „aggressive Karikatur andressierter Gebefreudigkeit" bezeichnet.

Keilbach legt dem Symptom Einkoten folgende Aspekte zugrunde: 1. Autoerotische Befriedigungsform. 2. Anal-rententiver Aspekt, d.h. Kot als Besitz, als Geschenk, als Objekt zur Beherrschung, als eigenes Produkt. 3. Anal-aggressiver bzw. anal-sadistischer Aspekt, d.h. Kot als Objekt der Ausstoßung, Vernichtung sowie Kot als Projektil.

Dazu muß ergänzt werden, daß Allmachtphantasien und magisch getönte Vorstellungen beim Einkoten eine Rolle spielen können und daß an den analen Exkretionsvorgang oft Geburtsphantasien geknüpft werden und in der Phantasie der Kot einem Kind gleichgesetzt werden kann (Schücking 1981).

Krisch (1983) schildert den Fall eines Knaben, der während des intensiven Kontaktes zu einem erwachsenen Homosexuellen im Alter von 12,7 Jahren plötzlich wieder einzukoten begann. Das Symptom wird nicht als Ausdruck eigener, sondern vielmehr als Ablehnung und Abwehr fremder analerotischer Strebungen gedeutet in dem Sinne, daß in diesem Fall die Enkopresis als Schutz vor weiteren homosexuellen Belästigungen verstanden werden kann.

Keilbach (1977) beschreibt, daß in der Therapie von 8 enkopretischen Patienten eine Störung in der Beziehung zum eigenen Körper und zum eigenen Produkt Kot deutlich geworden ist: Die Bewegung des Kotes im Analkanal wird von ihnen als körperliche Empfindung nicht wahrgenommen. Das eigene Produkt Kot finden dann die kindlichen Patienten, ohne daß ihnen der Ausscheidungsvorgang bewußt geworden ist, in der Hose wieder. Die untersuchten Kinder beschreiben, daß der Hautkontakt mit dem Kot angenehm sei – „warm, weich und schön". Sie neigen offensichtlich deshalb dazu, die verschmutzten Kleider stundenlang nicht auszuziehen, was von der Mutter dann erst sekundär als aggressiver Akt empfunden wird. Der Kot wirkt wie ein selbstgeschaffenes Ersatzobjekt, das im Hautkontakt gefühlt wird. Keilbach beschreibt die Kinder, wenn sie während der Therapiestunden einkoten: „Sie bekommen unvermittelt einen leeren Gesichtsausdruck und wirken in der insgesamt erschlaffenden willkürlichen Muskulatur (hängende Arme) wie verloren. In der Gegenübertragung stellt sich ein Gefühl der Unbehaglichkeit, der Fremdheit, des Ausgestoßenseins ein. Emotional scheint ihnen zu entgehen, wie sie per Symptom im wahrsten Sinn in der Beziehung zum andern ‚die Luft verpesten', den andern ‚anstinken' und damit zum Rückzug auffordern."

Nach Binét (1979) ist die Sphinkter-Kontrollstörung eine Ich-Störung, und zwar eine Ich-Abgrenzung und Selbstregulierungsfunktion. „Sie ist das Symptom eines ungelösten Konflikts von innerem Drang und äußerer Einschränkung. Dem an Harn- und Stuhlinkontinenz leidenden Kind gelingt es nicht, die von außen kommende Einschränkung seinem Ich zu integrieren. Die Ausübung der Regulierungsfunktion wird gerade durch die äußere Regulierung (den äußeren Zwang) gehemmt." Am Beispiel eines 4jährigen Knaben zeigt Binét, daß die apathische Selbstaufgabe für Enkopretiker charakteristisch ist. Seiner Meinung nach gibt es typische Konstellationen: Das Kind wird von einem Separationstrauma oder von entsprechenden gehäuften Traumata betroffen und muß die Trennung von der Mutter hilflos und erniedrigt ertragen. Das Kind fühlt sich ausgeliefert und gedemütigt. Je tiefer dieser Eindruck ist, desto tiefer ist die Resignation. Das enkopretische Kind läßt die Mutter los, fällt hilflos herunter. Im Gegensatz dazu klammert sich das enuretische Kind an die Mutter an.

Dufour (1982) beschreibt in seiner eingehenden, psychoanalytisch orientierten Untersuchung an 36 Patienten den zentralen Konflikt der Enkopretiker, die Differenzierungsschwierigkeiten zwischen Selbst und Objekt.

Im Gegensatz dazu sieht Fisher (1979) im Symptom Enkopresis mehr die Rebellion des Kindes gegen die Forderung der Mutter, die sich zu sehr um die ganze Angelegenheit des Stuhlgangs kümmert.

1.3.6 Lern- und verhaltenstheoretische Aspekte

Die Verhaltenstherapeuten sehen in der Enkopresis ein Verhalten, das eine schlechte Gewohnheit geworden ist und geändert werden muß, unbekümmert um die Ätiologie. Gelangen mit Hilfe der funktionierenden Darmmuskulatur Stuhlmengen in das leere Rektum, dann verschieben unauffällige Kinder die Entleerung des Stuhls, bis sich die geeignete Situation bietet. Dies wird durch Abwinkelung des untersten Dickdarmabschnittes und durch Spannung des Musculus sphincter internus (des inneren Schließmuskels) erreicht (Artner u. Castell 1979). Durch den zunehmenden Druck des gefüllten Rektums kommt es zu einer Dehnung und über die Reizung von Dehnungsrezeptoren zum Stuhldrang. Während der Periode des Sauberkeitstrainings lehrt die Mutter das Kind, dieses Gefühl des gefüllten und gedehnten Rektums in Zusammenhang zu bringen mit der gewünschten Defäkation und dem erwarteten Auf-den-Topf-Gehen. Für diese Angewöhnung benützt die Mutter positive und negative Verstärkung. Durch irgendwelche Formen von Streß, sei es von seiten der Mutter oder von seiten des Kindes, kann sich dieser Erziehungsprozeß besonders schwierig gestalten (Fisher 1979). Wenn die Kotmassen, die ins Rektum gelangen und die Empfindung von Gefüllt-Sein auslösen, nicht zu einer Defäkation führen, so mag das mit der Zeit zu einer Anpassung führen. Diese Anpassung wiederum kann zur Folge haben, daß das Bedürfnis zur Defäkation mangelhaft bewußt wird, wenn das Völlegefühl erneut auftritt. Faktisch gelingt es dem enkopretischen Kind nicht, dem Dehnungssignal des Rektums zu antworten, und es hält den Kot entweder einfach zurück, bis er ausläuft, oder das Kind läßt ihn los an einem unangemessenen Ort.

Nach Ansicht der Lerntheoretiker besteht die Gefahr, daß das Symptom aufrecht erhalten wird und sich einschleift auch noch durch die vielen sozialen Verstärker, die das enkopretische Kind in Form von Zuwendung von seiner Umgebung erhält, wenn das Symptom auftritt (Krisch 1980b).

1.3.7 Familiendynamik

Wie im Kapitel 1.2.10 gezeigt worden ist, wird in vielen neueren Arbeiten postuliert, daß die Enkopresis das Resultat einer gestörten familiären Beziehung darstellt (Bemporad et al. 1971, Hoag et al. 1971, Baird 1974, Wolters 1978, Andolfi 1978).

Andolfi (1978) betrachtet die Familie als organisches Ganzes, als ein Beziehungssystem, das die einzelnen Mitglieder bestimmt und die Beziehungen unter ihnen reguliert. Er betrachtet das Symptom nicht mehr im Sinne der traditionellen Perspektive als Zeichen einer individuellen Pathologie. Das Symptom wird vielmehr als Indikator einer gestörten Kommunikation der Familie gesehen.

Baird (1974) hat aufgrund ihrer Erfahrung mit 40 Familien folgende Kriterien herausgearbeitet:

- Es herrscht eine symbiotische Beziehung zwischen Kind und Familie.
- Es muß ein gegenseitiger Vorteil bestehen zum Aufrechterhalten des Symptoms und der begleitenden provokativen Verhaltensweisen.
- Der Familie wird es dank des Symptoms möglich, einen Großteil ihrer Feindseligkeit zu verdrängen auf einen Sündenbock, also auf das Kind, das seine Symptome hat.
- Dadurch, daß die Familie ihre Aufmerksamkeit auf das Kind konzentriert, kann sie vermeiden, auf ihre eigene gestörte Beziehung zu achten.
- Das Kind kann durch das Erhalten des Symptoms weiterhin die Aufmerksamkeit der Familie auf sich lenken.
- Daher betrachten beide, das Kind und die Familie, das Symptom als wichtig und wertvoll und tun alles, um es aufrecht zu erhalten.
- Wenn man sich auf die Enkopresis an und für sich fixiert, oder auf den Kampf zwischen Kind und Familie, so gibt keines nach und nichts verändert sich: weder das Symptom, noch die dauernde Verstärkung des Musters der Kind-Eltern-Beziehung, die hilft, das Symptom zu bilden und aktiv aufrecht zu erhalten.
- In allen Fällen von enkopretischen Kindern wurden 4 typische und immer zugleich vorhandene Familieninteraktionsmuster gefunden (siehe 1.2.10):

1. Zurückhaltung
2. Infantilisation
3. schlecht gehandhabter Ärger
5. gestörte Kommunikation

Auch Wolters (1978) weist darauf hin, daß das enkopretische Kind Bedürfnisse in der Familie zu befriedigen versucht, indem es sich in eine Sündenbockrolle begibt. Er unterscheidet zwischen einer primären und sekundären Sündenbockrolle.

Die primäre Sündenbockrolle: Diese stillschweigende Wahl eines Kindes als Sündenbock kann Hand in Hand gehen mit aggressivem oder diskriminierendem Verhalten auf der Seite der Eltern.

Die sekundäre Sündenbockrolle tritt eher bei Enkopretikern auf als bei anderen psychosomatischen Störungen. Sie geht hervor als ein Resultat des sozial unakzeptablen, gestörten Verhaltens der Defäkation mit seinen unerfreulichen Konsequenzen (Geruch usw.).

Von familiendynamischer Seite her wird also postuliert, daß das enkopretische Kind der Symptomträger ist für die anderen Familienmitglieder. Andolfi (1978) weist darauf hin, daß die Familie durch die Auseinandersetzung mit dem enkopretischen Kind Möglichkeiten zur Entwicklung neuer familiärer Beziehungen finden kann.

1.3.8 Multikausalität

Verschiedene Autoren haben immer wieder rein monokausale Theorien zur Ätiologie der Enkopresis aufgestellt, entweder rein psychologische oder rein medizinische. Fowler (1882) und Weissenberg (1926) haben die Enkopresis psychologischen Faktoren zugeschrieben. Kanner (1953) und Huschka (1942) haben vor allem auf das inadäquate und zwangsmäßige Sauberkeitstraining hingewiesen. Shirley (1938) stellte einen allgemeinen Umgebungsstress in den Vordergrund.

Eine Reihe von Autoren nimmt an, daß allein medizinische Gründe, vor allem Obstipation, Auslöser der Enkopresis seien (Davidson 1958, Taichert 1971).

Binét (1979) vertritt eine rein psychodynamische Auffassung, wenn er postuliert, daß die gestörte Selbstregulierung des Enkopretikers eine Folge von zu frühem Eingreifen in Triebfunktionen darstellt, die die Auflösung der Dualunion mit der Mutter, die Ausdifferenzierung des Ichs, die Stabilisierung vom Körper-Ich und Körperbild massiv stört.

In neuerer Zeit mehren sich die Arbeiten, die eine multifaktorielle Ätiologie vertreten. Schlack (1961) vertritt ganz generell, daß die Enkopresis meist somatisch und psychisch zugleich bedingt sei.

Bellman (1966) erwähnt als mitbedingende Faktoren psychische Probleme, soziale Bedingungen, Trennungserlebnisse von der Mutter, eine allgemeine körperliche Unreife und ausgeprägte Vulnerabilität. Sie weist wie andere Autoren auf die große Zahl von mitwirkenden Faktoren und die Vielfalt der dynamischen Verknüpfung dieser Faktoren untereinander hin (Wolters u. Wauters 1974, 1975, 1978, Keilbach 1976, 1977). Auch auf die Bedeutung des Stressfaktors in der Ätiologie der Enkopresis ist wiederholt hingewiesen worden (Bellman 1966, Fanconi u. Wallgren 1972, Levine 1975).

Bemporad hat 1971 postuliert, daß die Enkopresis ein spezifischer pathologischer Komplex ist mit organischen, persönlichen und familiären Faktoren. In der 1978 erschienenen Arbeit führt Bemporad diesen Ansatz weiter aus, und er betont, daß ein lineares, unikausales Modell ätiologischer Faktoren die Enkopresis nie erklären kann. Er meint, daß die Enkopresis eindeutig das Resultat von komplexen, untereinander zusammenhängenden Faktoren und Einwirkungen darstellt. Er sieht dieses Symptom als das Resultat einer zusammenwirkenden Interaktion zwischen folgenden 4 Faktoren:

a) Eine neurologische Unreife, die sich in einer gestörten neuromuskulären Entwicklung zeigt – also eine organische Bedingung, die die Sauberkeitsentwicklung kompliziert und vom Kind in übersteigerter Weise erlebt wird.
b) Eine verfrühte, strenge und harte Sauberkeitserziehung.
c) Eine besondere Familienkonstellation, in der der Vater häufig abwesend ist und die Mutter dominiert, aber in ihrer unberechenbaren, emotional unangemessenen und kühlen Haltung dem Kind keine Unterstützung geben kann.
d) Die spezielle kindliche Persönlichkeit, die auf diese spezifischen Umweltfaktoren auf passive, abhängige und direkte Kommunikation vermeidende Art reagiert und sich durch das Schmieren Zuwendung von den Familienmitgliedern sucht und bekommt.

Als Faktor, der die Enkopresis oft auszulösen scheint, sieht Bemporad oft eine Bedrohung der Sicherheit des Kindes, z.B. bedingt durch Schulbeginn, Geburt eines Geschwisters, Gefahr einer Scheidung der Eltern, Tod eines Familienmitgliedes. Durch das Zusammenwirken dieser verschiedenen Faktoren glaubt Bemporad erklären zu können, daß nicht alle Kinder, die ein unangepaßtes Sauberkeitstraining erhielten und zugleich eine neurologische Unreife zeigten, später eine Enkopresis entwickelten. Levowitz und Goldstein (1979) meinen, daß es überhaupt keine spezifischen Faktoren gibt, die für dieses Symptom verantwortlich sind, und keine psychopathologische Konstellation, die für die Enkopresis spezifisch sei.

Sours (1973) glaubt, daß die Faktoren, die zu einer Enkopresis führen, ebenso verschieden und ebenso schwierig zu erfassen sind wie diejenigen, die zu einer Anorexia mentalis führen. Er vergleicht die beiden Symptome und stellt die Hypothese auf, daß es für beide keine spezifische Ätiologie gäbe.

1.4 Die Therapie der Enkopresis

Wie in Fragen der Ätiologie findet man auch im Bereich der Therapie die verschiedensten Ansätze und Ansichten. Die Behandlung der Enkopresis ist ein Spiegel der ätiologischen Überlegungen (Berg u. Jones 1964, Artner u. Castell 1979). So vertrat Henoch 1887 die Ansicht, daß die Enkopresis durch Injektionen von Placebo im perianalen Bereich zu beheben sei. Fowler (1882) beseitigte die Umgebungsfaktoren, die zu einem emotionalen Stress für die Kinder geführt hatten und erreichte positive Resultate. Binét (1979) vertritt die analytische Einzel-Psychotherapie und behandelt bereits 2 1/4jährige Kinder wegen Einkoten auf dieser Basis. Diejenigen Autoren, die vor allem einen körperlichen Ursprung des Symptoms vertraten, versuchten den Darm mit Abführmitteln, Einläufen und Zäpfchen zu leeren oder empfahlen manuelle Ausräumung der Ampulle (Wallace 1888, Freeman 1978). Die Lern- und Verhaltenstheoretiker sehen den besten Ansatz in der Verhaltenstherapie (Stegat 1975, Christopersen u. Berman 1978).

Während der Großteil der Autoren darauf hinweist, daß die Enkopresis als eine schwere psychische Störung auch schwierig anzugehen ist, meint Müller-Küppers (1981), daß die Enkopresis im Vergleich z.B. zur Enuresis leichter zu behandeln sei: „Die neurosenpsychologische Konstellation pflegt übersichtlicher, die Konfliktsituation bewußtseinsnäher zu sein, so daß eine große Therapie häufig entbehrlich ist."

Immer wieder wird in den Arbeiten über Enkopresis diskutiert, wie weit das Symptom auf eine tiefergreifende Störung der Persönlichkeit hinweist oder nicht. Aus dieser Frage heraus stellt sich dann die Entscheidung, ob es verantwortbar sei, eine Symptomheilung anzustreben oder ob die dahinterliegenden Probleme mitbehandelt werden müssen. Während viele Autoren die Ansicht vertreten, daß die Enkopresis ein sehr ernsthaftes und therapeutisch sehr schwieriges Problem darstellt (Thom 1928, Kanner 1953, Amsterdam 1979), stellt Krisch (1980b) in Frage, ob als eigentliches und unumgängliches Ziel der Behandlung wirklich ein tiefgreifender Wandel der Persönlichkeit des enkopretischen Kindes nötig sei.

Unterscheidungen der Enkopresis in bezug auf die Therapie

Anthony (1957) vertritt vehement die Auffassung, daß klar zwischen primärer und sekundärer Enkopresis unterschieden werden muß, da erstere wenig gestörte, letztere schwer gestörte Persönlichkeiten darstellen. So meint Anthony, daß der primäre Enkopretiker keine Psychotherapie, aber dringend Verhaltenstraining braucht. Bei der sekundären Enkopresis meint der Autor, daß eine langfristige Psychotherapie unumgänglich sei.

Apley und Keith (1965) treten für eine Unterscheidung des Schmierens (Überlauf-Enkopresis) vom eigentlichen Einkoten ein. Während sie beim ersteren eine mehr medizinische Therapie empfehlen, sehen sie beim eigentlichen Einkoten eine Psychotherapie der emotionalen Störungen für angezeigt.

Mehrere Autoren betonen die Wichtigkeit der *Früherfassung* des Symptoms (Bemporad et al. 1978, Baum 1979). Die Behandlung wird einerseits schwieriger, wenn die Kinder älter werden und dann die Persönlichkeitsprobleme zunehmen, andererseits wird die Behandlung schwieriger, je mehr sich der Teufelskreis zwischen dem Symptom und der Reaktion der Umwelt verhärtet hat.

Immer wieder wird darauf hingewiesen, wie von seiten der Familie große Widerstände gegenüber der Therapie entwickelt werden (Baird 1974, Strunk 1976, Andolfi 1978). Wiederholt wird erwähnt, daß das Symptom nur zu beheben sei, wenn das Kind aus dem krankmachenden Milieu herausgenommen (Keller u. Wiskott 1969) und einer stationären psychotherapeutischen Behandlung zugeführt wird (Lutz 1968, Strunk 1976).

Wie im Bereich der Diagnostik, wird auch im Bereich des therapeutischen Ansatzes eine mehrdimensionale Ausrichtung gefordert. Artner u. Castell (1979) stellen sich gegen die in Lehrbüchern oft eingenommene Position, Enkopresis als nosologische Einheit zu betrachten und mit einer einzigen Standardtherapie zu behandeln.

„Der integrative Behandlungsansatz versucht die Dynamik des Kindes, den individuellen Entwicklungsstand und den psychosozialen Hintergrund einschließlich Familiendynamik zu berücksichtigen." Dieser mehrdimensionale therapeutische Ansatz wird auch von anderen Autoren vertreten (Berg u. Jones 1974, Taichert 1971).

1.4.1 Rein somatisch ausgerichteter Therapieansatz

Auch im rein somatischen Therapieansatz sind die Meinungen stark verschieden. Das bezieht sich auch auf die Frage, ob der Enkopretiker vom Pädiater oder vom Psychiater behandelt werden soll. Christophersen und Berman (1978) vertreten die Ansicht, daß auf jeden Fall der Pädiater die Behandlung des Enkopretikers übernehmen soll. Kanner (1953) ist hingegen der Meinung, daß die Enkopresis eine Manifestation von ausgeprägter Neurotizität sei, die psychiatrische Hilfe benötige — im Gegensatz zur Enuresis, die durchaus vom Pädiater behandelt werden soll.

Die Hoffnung, mit einfachen medizinischen Eingriffen die Enkopresis heilen zu können, besteht schon seit langem. Hennoch (1887) beschreibt einen 8jährigen Knaben mit Enkopresis, dem er 1879 Ergotin neben dem Anus subkutan injiziert hat und bei dem schon die erste Injektion die Enkopresis zum Verschwinden gebracht hat. Er schreibt: „Ganz ähnlich verhielten sich drei andere Fälle, welche auf dieselbe Weise, aber erst nach der zweiten Injektion geheilt wurden, zu welcher indess, der Probe wegen, nur destilliertes Wasser genommen wurde. Durch ein paar energische Schläge auf die Nates wurde die Kur wesentlich unterstützt."

Stiles (1978) berichtet in einer Einzelfallbeschreibung über die guten Erfahrungen mit Tofranil, das er einem 5jährigen Mädchen in der Dosis von 2×25 mg verabreichte. Nach einer langen Leidensgeschichte mit unzähligen Untersuchungen und Abklärungen sei das Mädchen schnell sauber geworden und auch geblieben.

Schlack (1961) empfiehlt vor allem die Enkopretiker somatisch sedativ zu behandeln und berichtet über gute Erfahrungen mit wenigen Tropfen Tinctura opii pro Tag über einige Wochen hin.

Diese Therapieansätze stehen im Widerspruch zur Ansicht von Kanner (1953), der aussagt, daß die rein medizinische Therapie mit all den schon ausprobierten Mitteln (z.B. Belladonna, Atropin, Strichnin, Vitamin B, Kalzium, lokale Applikation von Medikamenten) nicht angezeigt sei, weil sie den inneren Konflikt des Kindes ungelöst lassen. Fisher (1979) erklärt, daß Klistiere für Enkopretiker beunruhigend und deshalb unerwünscht sind. Auch hohe Dosen von Abführmitteln gegen die Stuhlansammlung seien vom psychologischen Standpunkt aus verwirrend und auch völlig unnütz bei diesen Kindern. Ebenfalls lehnt Fisher abführende Klistiere zur Prophylaxe von Stuhlansammlung im Rektum ab. Hingegen können Stuhl-Weichmacher gelegentlich hilfreich sein oder milde Abführmittel wie Magnesiummilch, die einen Anreiz zur Defäkation auslösen.

Eine Reihe von Autoren wiederum empfiehlt, daß zuerst das überfüllte Rektum des Enkopretikers geleert werden muß, entweder mit manueller Ausräumung oder mit Einläufen und daß anschließend der Stuhl durch Diät und Abführmittel aufgeweicht werden muß, bevor ein intensives Stuhltraining einsetzen kann: Nach jeder Mahlzeit muß das Kind 5–10 Minuten aufs WC, so daß sich das Kind mehr und mehr an eine regelmäßige Defäkation gewöhnen soll (z.B. Freeman 1978).

1.4.2 Verhaltenstherapeutischer Ansatz

Während in der verhaltenstherapeutischen Literatur über die Behandlung der Enkopresis einhellig ausgesagt wird, daß dieses Vorgehen das beste und effizienteste sei, sind sich die Autoren aber über die Art und Weise der Verhaltenstherapie durchaus nicht einig. Ein großer Unterschied besteht vor allem in der Frage, ob enkopretische Kinder ambulant oder stationär behandelt werden müssen. Während einige Autoren (Rick u. Riedrich 1978, Artner u. Castell 1979, Krisch 1980b) über gute Erfolge mit stationär betreuten Kindern berichten, vertreten andere Autoren vehement die Ansicht, daß enkopretische Kinder ambulant betreut werden und im ursprünglichen Milieu verbleiben sollen (Levine 1975, 1977, Christophersen u. Berman 1978, Wright u. Walker 1978, Amsterdam 1979).

Artner und Castell (1979) beschreiben die verschiedenen Phasen, die die enkopretischen Kinder im Laufe des stationären Aufenthaltes durchmachen: Nach einer Anpassungsphase, bei der es scheinbar zu einer spontanen Besserung der Symptomatik kam, folgte nach 2–3 Wochen eine Zunahme des Einkotens und eine Zunahme der aggressiven Ausbrüche. In der dritten Phase besserte sich bei allen Kindern die Symptomatik sprunghaft, wenn auch zu verschiedenen Zeitpunkten. Die Einkotfrequenz nahm stark ab, während sich die Stuhlentleerungen auf der Toilette häuften. In der vierten Phase und im relativ längsten Abschnitt konnte ein Absinken der Entleerungshäufigkeit beobachtet werden. Die Kinder mußten sich an ein individuelles Entleerungsmuster gewöhnen, angestrebt wurde eine Stuhlentleerung mindestens jeden zweiten Tag.

Unter den verschiedenen Arbeiten über ambulantes verhaltenstherapeutisches Vorgehen sollen die Ausführungen von Wright (1978) erwähnt werden: Dieses Programm wird den Eltern in einer Sitzung erklärt und wird später mit schriftlichem oder telefonischem Kontakt wöchentlich überwacht. Das Programm dauert 4 Monate und ist nach Ansicht des Autors zu 100% erfolgreich.

1. Nach einer sorgfältigen medizinischen Untersuchung wird im Gespräch mit Eltern und Kindern eine schwere psychische Störung ausgeschlossen. Wright meint, daß die Behandlung der Enkopresis zurückgestellt werden soll, wenn es sich z.B. um ein präpsychotisches Kind handle und erst dann begonnen werden soll, wenn es dem Kind psychisch besser geht.
2. Die Eltern werden dann ohne Anwesenheit des Kindes bis ins kleinste Detail instruiert über das Programm, und die Eltern sind es, die es dann dem Kind erklären.
3. Zuerst wird ein Einlauf appliziert, um den Darm zu entleeren. Dann folgt ein intensives Stuhltraining mit strenger Kontrolle und Belohnung bei genügender Defäkation. Notfalls soll mit Glyzerin-Suppositorien oder mit regelmäßigen Einläufen nachgeholfen werden.

Mehrmals täglich soll die Unterwäsche kontrolliert werden und gegebenenfalls belohnt werden (mit Geld, Kleinigkeiten, Extra-Privilegien, persönlicher Zuwendung). Wenn die Unterwäsche verschmutzt ist, erfolgt eine leichte Bestrafung (z.B. Fernsehverbot, Verlust von Privilegien, Extra-Arbeiten, Geldstrafe).
Dieses Programm muß täglich genau durchgeführt werden, und wöchentlich müssen die Eltern über den Verlauf berichten.

4. Nach 2 Wochen Erfolg ohne Auftreten von Enkopresis soll das Programm langsam abgebaut werden: Anfangs zuerst an einem Tag das Abführmittel weglassen, dann ganz auf Abführmittel verzichten und zum Schluß auf Belohnung und Bestrafung verzichten. Falls ein Rückfall auftritt, wird das Programm wieder aufgenommen. Nach Ansicht des Autors machen die Enkopretiker im Laufe dieser Behandlung eine ausgeprägte Veränderung durch: Sie werden glücklicher, selbstsicherer und beginnen, sich für andere Dinge im Leben zu interessieren, so daß eine positive Wechselwirkung eintritt, die auch weniger Probleme mit Eltern, Lehrer und Freunden zur Folge hat.

Einen verhaltenstherapeutischen Ansatz mit starker familiendynamischer und systemischer Ausrichtung stellt Amsterdam (1979) vor. Er ist der Ansicht, daß die Enkopretiker und ihre Mütter in einen chronischen Kampf verwickelt sind um Macht und Kontrolle und daß es unumgänglich ist, daß Grenzen zwischen Mutter und Kind entstehen. Dadurch kann das Kind Autonomie erlangen und Eigenverantwortung für den Stuhlgang übernehmen. Erst wenn die Mutter sich weniger in die Körperfunktion des Kindes einmischt und die Kontrolle abnimmt, wird dem Kind eine weitere Ablösung und Individuation möglich.

Auffallend war, daß alle 5 Familien, die Amsterdam mit seiner Methode behandelte, sich weigerten, den identifizierten Patienten weiterhin in Therapie zu bringen, nachdem die Enkopresis verschwunden war. Bei einem Kind traten nach einem Jahr Symptomfreiheit schwere Verhaltensstörungen in der Schule auf, so daß es wiederum kinderpsychiatrisch untersucht werden mußte.

1.4.3 Einzeltherapie der Enkopresis

Die meisten Autoren, die über einzeltherapeutische Ansätze berichten, betonen auch, wie wichtig neben der Spiel- oder verbalen Psychotherapie auch heilpädagogische Betreuung und ein regelmäßiges Stuhltraining sind. Strunk (1976) sieht als therapeutisches Ziel vor allem die Lockerung des überangepaßten Verhaltens und die Förderung der Eigeninitiative des Kindes sowie die Kanalisierung aggressiver Impulse in sozial tolerierte Bahnen. Er empfiehlt dazu: großflächige Malerei, aggressiv getönte Wurfspiele, zunächst ohne Wettkampfsituation, dann bei wachsender Duchsetzungsfähigkeit auch als Wettkampf. Zulliger (1965) weist auf die große Bedeutung der Fingerfarben in der Kindertherapie hin. Er betont deren Wert vor allem für die Therapie der Enkopretiker, weil Fingerfarben dem Kind erlauben, anal-erotische Wünsche in erlaubter Weise erfüllen zu können und damit eine Entwicklungsstufe zu bearbeiten, die einst unter dem Erziehungsdruck „übersprungen" wurde. Gerade eine gegenteilige Meinung vertritt Klimm (1981) als Vertreter der anthroposophischen Schule, der darauf hinweist, daß bei Enkopretikern oft eine schwache Abgrenzungsmöglichkeit zur Umwelt besteht und daß er in diesen Fällen vermeidet, die Kinder zum Schmieren oder Fingerfarbenmalen anzuregen, da sonst die schwache Abgrenzung leicht wieder durchbrochen wird.

Die meisten Autoren betonen auch, daß neben der Einzeltherapie unbedingt auch mit den Eltern gearbeitet werden muß, um die Erziehungshaltung der Eltern zu beeinflussen (Connell 1972).

Coché und Freedmann (1975) beschreiben eindrücklich die Behandlung eines Falles von Enkopresis durch Phantasie-Therapie. Im Rahmen der Therapie kam zum Ausdruck, daß das Kind seine innere Aggressivität gar nicht anders zum Ausdruck bringen konnte als durch sein Symptom. Im Vordergrund zeigte sich die Problematik des gestörten Gebens und Nehmens in der Familie. Die meisten Konflikte hatten mit Vorenthalten und Autonomie zu tun. Nach der Therapie war das Kind symptomfrei, außer in jenen Situationen, wenn der Vater jeweils im Streit die Familie verließ.

Neill (1959) beschreibt den Fall eines kleinen Jungen, der den ganzen Tag seine Hosen beschmutzte. Seine Mutter hatte ihn erst verdroschen und dann aus Verzweiflung gezwungen, seine Exkremente zu essen. Neill beschreibt im folgenden, wie er versucht hat, das Symptom Enkopresis anzugehen: „Über ein Jahr machte der Junge dreimal am Tag in die Hose. Niemand beschimpfte ihn deswegen. Unsere Kinderschwester säuberte seine Hosen ohne ein Wort des Vorwurfs. Sie protestierte allerdings, als ich damit anfing, ihn auch noch zu belohnen, wenn er sich beschmutzte. Die Belohnung sollte ihm jedoch zeigen, daß ich sein Verhalten billigte. Während dieses ganzen Zeitraums war der Junge ein haßerfüllter kleiner Teufel. Kein Wunder! Er hatte Probleme und war von Konflikten geplagt. Nach seiner Heilung war er jedoch völlig sauber und blieb noch 3 Jahre bei uns. Er wurde schließlich zu einem liebenswerten Jungen." ... „Es ist also falsch, einem koprophilen Kind zu sagen, daß es schmutzig ist. Das Richtigste ist, daß man ihm erlaubt, sein Interesse an Exkrementen auszuleben, indem man ihm Schlamm oder Lehm gibt. Auf diese Weise wird es sein Interesse ohne Verdrängung sublimieren. Es wird sein Interesse erproben und es auf diese Weise absterben lassen."

Zulliger (1965) beschreibt sehr eindrücklich den Verlauf der Behandlung des 7 1/2jährigen Armin Moser, der nach der Geburt eines Geschwisters und zugleich nach Eintritt in die Schule einzukoten begann. „Man könnte sagen, es sei ‚Intuition' gewesen, was ich mit dem Knaben anfing: ich empfing ihn im Freien und hatte gerade einen Kübel voll Lehm aus der Ziegelei geholt, wollte damit Aschenbecher, Vasen und Tierchen formen. Ich fragte den kleinen, gedrungenen und gut aussehenden Jungen, ob er mithelfen wolle, und seine Miene zeigte Begeisterung." Zulliger machte mit Armin im Laufe der Behandlung verschiedene Spiele, bombardierte die Wand eines alten Geräteschuppens mit Lehmknollen, gestaltete Köpfe und Männchen, die Armin nachher freudig mit einem einzigen Hieb wieder zusammenschlug. Gegen Ende der Behandlung formte Armin Tiere, die er, wenn sie ihm gut gelungen waren, aufbewahrte. Nach 10 Wochen erklärte die Lehrerin, Armin habe sich völlig gewandelt, er kote nicht mehr ein und sei viel weniger aggressiv. Zulliger schreibt dazu: „Wenn ich mich später fragte, weshalb Armin Moser von seinen erzieherischen Schwierigkeiten befreit werden konnte, obwohl ihm nichts von seinem Unbewußten ‚gedeutet' worden war, fand ich folgende Antwort darauf: 1. Handelt es sich um die Erfüllung eines ‚Nachholbedarfes'. Die Mutter Moser war einst stolz darauf gewesen, daß es ihr gelungen war, ihren kleinen Armin schon sehr früh, mit 1 1/2 Jahren, sauber zu machen. Sie war überhaupt stark auf Reinlichkeit und Ordentlichkeit erpicht, und ihr Gatte, an dem wenigstens leichte pedantische Züge eigen waren, unterstützte sie dabei. 2. Traf der Rückfall ins Schmieren mit dem Erscheinen des Schwesterchens zusammen — es schmierte ja auch noch. Bei den Lehmspielen ließ sich aus verbalen Äußerungen erraten, daß Armin gleiche Rechte wie die kleine Sofie haben wollte. Seine Eifersucht verschob er auf die Schulkameraden, indem er sich mit ihnen verstritt. Er war besonders dem Vater böse gesinnt, weil er sich von ihm vernachlässigt fühte. Darum empfahl ich diesem, Armin bei seinem Gartenhobby mithelfen zu lassen. Seine Aggressivität konnte Armin mit den Schießspielen austoben. Es ist besser, wenn dies kleine Kinder am toten Material tun können, als wenn sie es gegenüber lebendigen Wesen tun."

Auch andere Autoren betonen, daß oft eine erstaunliche Veränderung der ganzen Persönlichkeit eintritt, die sich auch in einer Verbesserung der Beziehung des enkopretischen Kindes zu seinen gleichaltrigen Kollegen zeigt, wenn das Symptom gebessert ist (Fisher 1979). Nissen (1976) beschreibt in einer Falldarstellung den Versuch, dem einkotenden Jungen einen intensiveren Kontakt mit seinem Vater zu vermitteln. Der Vater war ein vielbeschäftigter Komponist, der von seinem Sohn bewundert und geliebt wurde. Der Vater arbeitete sehr streng zu Hause, und sein Zimmer öffnete sich nur zu den Mahlzeiten, sonst hatter der Vater nie Zeit. Nissen empfahl dem Vater, regelmäßige Spaziergänge zu unternehmen, zu denen er seinen Sohn mitnehmen sollte. Im Verlaufe einiger Wochen bildete sich die Enkopresis vollständig zurück.

1.4.4 Der familientherapeutische Ansatz

Wie schon in der Beschreibung des therapeutischen Vorgehens von Amsterdam (unter Punkt 1.4.2) gezeigt wurde, scheint sich eine Verhaltenstherapie, die auch die ganze Familiendynamik einbezieht, gut zu bewähren.

Taichert (1971) stellt fest, daß ein wesentliches Ziel in der Behandlung darin besteht, folgenden Mythos in der Familie aufzulösen: „Alles wäre gut und schön bei uns, wenn nur nicht dieser Junge dieses Symptom hätte." Taichert betont denn auch, daß neben Stuhltraining, richtiger Ernährung die Arbeit mit der Familie im Zentrum steht. Die Eltern sollen lernen, die Probleme besser zu verstehen und zugleich ihre eigenen Gefühle deutlicher zu spüren und auch zu zeigen. Anstatt zu sagen: „Du machst das, um mich zu plagen", sollten die Eltern zum Standpunkt kommen: „Du gehst nicht für mich aufs WC, sondern für Dich selbst."

Im ähnlichen Sinn wie die obigen Autoren empfiehlt Sheinbein (1975) einen verhaltenstherapeutischen Ansatz mit begleitendem familientherapeutischem Programm.

Hoag et al. (1971) zeigen, daß zwischen vermehrter Selbsterkenntnis der Eltern und der Besserung des Symptoms eine große positive Korrelation besteht. Die durch die Familientherapie-Sitzungen ermöglichten Änderungen in der häuslichen Atmosphäre und der familiären Beziehung gingen der Symptomheilung voraus.

Der italienische Familientherapeut Andolfi (1978) bevorzugt einen strukturellen familientherapeutischen Ansatz. Er beobachtet das Verhalten des identifizierten Patienten in Beziehung zu den Interaktionen und der Struktur des Familiensystems. Das Symptom wird analysiert als ein Zeichen der Dysfunktion der Familie und des Stresses, der auf das Kind wirkt. Der Therapeut versucht, einerseits auf der Ebene der Kinder Grenzen neu zu definieren und Verantwortung neu festzulegen, andererseits auf der Ebene der Eltern neue Strukturen aufzubauen.

Ebenfalls einen systemischen familientherapeutischen Ansatz beschreiben Selvini-Palazzoli et al. (1977).

1.5 Katamnesen

Über das Symptom Enkopresis gibt es nur eine sehr geringe Zahl von katamnestischen Arbeiten.

Bellman (1966) hat bei 75 Probanden, die sie eingehend untersucht hat, nach 22–23 Monaten eine kurze katamnestische Erhebung mittels eines Telefongespräches durchgeführt. Diese ergab, daß 56% (42 Probanden) der Enkopretiker frei vom Symptom waren seit mindestens 6 Monaten. Davon hatten 19 Probanden eine primäre und 23 Probanden eine sekundäre Enkopresis gezeigt. Die 33 Knaben, die immer noch einkoteten, setzten sich aus 19 primären und 12 sekundären Enkopretikern zusammen. Es konnte keine signifikante Differenz zwischen diesen beiden Gruppen festgestellt werden. Die Entwicklung des Symptoms wurde untersucht in bezug auf die Häufigkeit des Auftretens bei der Anfangsuntersuchung. Von den Kindern, die täglich eingekotet hatten, haben 6 von 10 das Symptom verloren. Bei den Kindern, die ein- oder mehrmals pro Woche eingekotet haben, waren es 18 von 32, die symptomfrei waren. Bei den Kindern, die ein- oder mehrmals pro Monat das Symptom gezeigt haben, waren es jetzt 18 von 33, die symptomfrei waren.

Die 33 Kinder, die immer noch einkoteten, wiesen folgende Frequenz des Symptoms auf: 4 Fälle zeigten täglich Enkopresis, davon hatte sich einer verschlimmert. 14 Fälle zeigten ein- oder mehrmals pro Woche das Symptom. Davon haben sich 2 verschlimmert, 5 gebessert, und 7 sind gleich geblieben.

15 Probanden zeigten ein- oder mehrmals pro Monat das Symptom. Von diesen haben sich 6 verschlechtert, einer ist gleich geblieben, und 8 haben sich gebessert. Die Enkopresis verschwand gewöhnlich am Ende einer Periode mit geringer Häufigkeit des Symptoms. Aber eine kleine Häufigkeit heißt noch nicht, daß die Enkopresis am Verschwinden ist. Es ist auffallend, daß die Häufigkeit des Symptoms bei ein und derselben Person sehr variieren konnte.

Die 42 Knaben, die nicht mehr einkoteten, haben ihr Symptom zwischen dem 7 4/12. Lebensjahr und dem 10 4/12. Lebensjahr verloren.

Bellman hat die Häufigkeit mangelhafter Stuhlkontrolle, bezogen auf das Alter der Kinder, graphisch dargestellt, und zwar vergleichend bei den 81 Enkopretikern der Pilotstudie im Gegensatz zu den 75 Enkopretikern der eingehenden Untersuchung. Beide Kurven korrespondieren und zeigen ein Minimum an Inzidenz beim 3.–4. Lebensjahr und ein Maximum beim 7. Lebensjahr. Dann fällt die Kurve ab, bei der Pilotstudie auf einen 0-Wert beim 15. Altersjahr.

Bellman (1966) machte eine Nachkontrolle bei 186 Kindern, die zwischen 1934 und 1956 geboren waren und in einer "Child Guidance Clinic" behandelt worden waren. Die Probanden waren zur Zeit der Untersuchung zwischen 6 und 28 Jahren alt. Es war überraschend, wie wenig bei der Untersuchung herausgefunden werden konnte, wie die Probanden selbst ihr Symptom erlebt haben oder noch erlebten. Keiner der Probanden war älter als 15 Jahre, als das Symptom verschwand. Aber 2 Probanden zeigten ein Wiederauftreten des Symptoms mit 17 resp. 19 Jahren. Diese beiden Adoleszenten zeigten eine große Abhängigkeit von ihren Familien und wenig Sozialkontakte.

Von den 186 Probanden schienen 158 sozial recht angepaßt. 7 zeigten ein delinquentes Verhalten, was eine hohe Zahl ist, wenn man bedenkt, daß erst 64 Probanden das 18. Altersjahr erreicht hatten.

In einer *Katamnese-Studie* gehen Probst et al. (1980) der Frage nach der Symptomentwicklung nach und untersuchen die psychosoziale Integration der früheren Enkopretiker mit dem Ziel, Zusammenhänge zwischen Symptomatik und der längerfristigen Persönlichkeitsentwicklung zu finden. Von den 74 stationär behandelten Enkopretikern konnten 25 und von den zum selben Zeitpunkt ambulant behandelten 40 Probanden 5 in die Katamnese aufgenommen werden. Es handelte sich um 25 Männer und 5 Frauen. Das durchschnittliche Alter betrug 28 Jahre bei einer mittleren Katamnese-Dauer von 18 Jahren. Im Mittel lag das Manifestationsalter der Enkopresis bei 6,7 Jahren. Die psychiatrische Klinik wurde mit knapp 10 Jahren zum ersten Mal aufgesucht, und die mittlere Verweildauer betrug 1 1/2 Monate. Die Anzahl der ambulanten Kontakte schwankte zwischen 1 und 6. Bei 21 ehemaligen Patienten lag eine sekundäre Enkopresis, bei 4 eine primäre Enkopresis vor, und in 5 Fällen war weder aus den Akten noch aus der Exploration eine Unterscheidung möglich.

Nach Ansicht der Autoren fällt die hohe Rückweisungsrate bei dieser Untersuchung auf, so daß, obwohl die Stichprobe auch in ihren demographischen Kennziffern mit denen anderer Untersuchungen übereinzustimmen scheinen, doch aufgrund möglicher Stichproben-Verzerrungen die Verallgemeinerbarkeit der Resultate kritisch hinterfragt werden muß. Die 30 Probanden stammen überwiegend aus der sozialen Mittel- und Unterschicht. Mit ihrer beruflichen Situation ist gut ein Drittel unzufrieden.

40% der interviewten Probanden litt zum Zeitpunkt der Katamnese an einer psychischen Beeinträchtigung, bei einem persistierte sogar noch das Symptom Enkopresis. Die Autoren vermuten, daß Kinder mit Enkopresis-Symptomatik später im Erwachsenenalter vermehrt an psychogenen Beschwerden leiden. Die Persönlichkeitsstruktur der Probanden ist gesamthaft charakterisiert durch überdurchschnittliche Extraversion und ausgeprägte Aggressionsgehemmtheit. Es findet sich eine deutliche Korrelation zwischen Symptomatik und Indikatoren der psychosozialen Anpassung und Integration: negativ getöntes Selbstbild, Tendenz zur sozialen Abwärtsmobilität, soziale Isolation und berufliche Unzufriedenheit bzw. berufliches Scheitern. Bei 50% der Probanden findet man eine broken-home-Situation. 40% der Probanden fühlten sich in ihrer Kindheit in erheblichem Ausmaß als Außenseiter in ihrer Familie, und ca. 60% hatten den Eindruck, daß sie von den Eltern nicht akzeptiert wurden. Probst weist darauf hin, daß nur 13% der Probanden eine verwöhnende Erziehungshaltung von seiten der Mutter angaben, gegenüber 44% bei einer Gruppe von Zwangssymptomatikern und gegenüber 56% bei einer Gruppe mit multiplen Tics. Nur 6 von 30 Probanden gaben an, daß die Großeltern einen maßgeblichen Einfluß auf familiäre Angelegenheiten hatten.

Eine Reihe von Probanden wies im Katamnese-Gespräch auf die überragende Bedeutung einer befriedigenden Partnerwahl hin und „vermitteln den Eindruck, daß das Gelingen einer partnerschaftlichen Beziehung gleichsam wie eine Schaltstelle in der Lebensgeschichte wirkt und einen ‚kompensatorischen Einfluß' auf die in der Kindheit und Jugend angehäuften Vulnerationen, Störungen und Defizite nimmt" (Probst et al. 1980).

1.6 Prognostische Aspekte

Während Strunk (1976) meint, daß bezüglich der Prognose lediglich darauf verwiesen werden kann, daß das Symptom im Erwachsenenalter praktisch nicht beobachtet wird, meint Harbauer (1975), daß die Prognose gerade aus diesem Grund als gut angesehen werden kann.

Dieser Auffssung widersprechen verschiedene Autoren, die der Ansicht sind, daß Enkopretiker in ihrer ganzen Persönlichkeitsentwicklung (in der sozialen, emotionalen und sexuellen Entwicklung) schwer behindert sind und daß die kindliche psychopathologische Entwicklung des Enkopretikers auch nach Verschwinden des Symptoms weiterdauern kann, in anderer, aber auch schwererwiegenden Form, sogar bis ins Erwachsenenalter (Boucharlat et al. 1969, Baird 1974).

Dufour (1982) stellt sich gegen eine pessimistische Prognose, betont aber die Wichtigkeit der therapeutischen Behandlung. Seiner Meinung nach können gutartige Formen von Enkopresis auch in der pädiatrischen Praxis erfolgreich behandelt werden.

Anthony (1957) ist der Meinung, daß die Intensität des enkopretischen Symptoms prognostisch gewertet werden kann: Wenn die Enkopresis schwach ausgeprägt ist, scheint das Kind zur Entwicklung einer passiven Persönlichkeit zu neigen –, wenn die Enkopresis stark ausgeprägt ist, zur Entwicklung einer sehr rigiden Charakterstruktur. Anthony schreibt gar über die sekundären Enkopretiker (eigene Übersetzung):
„Die diskontinuierlichen, negativ fixierten Enkopretiker sind schwer behandelbare Problemfälle, die möglicherweise allen Psychotherapieversuchen trotzen und eventuell zuletzt als schwere Zwangsneurotiker mit Sauberkeitsphobien und Waschzwängen eine Leukotomie benötigen, damit ihre heftigen Ekelreaktionen ausgerottet werden können."

Bellman (1966) versuchte herauszufinden, welche Faktoren die Prognose beeinflussen. Sie stellte zuerst fest, daß das Alter des Beginns der sekundären Enkopresis keine signifikante Rolle spielt in bezug auf die Prognose. Die 5 Faktoren mit der höchsten Korrelation in bezug auf die Prognose waren:

– Ängstlichkeit beim Kind (festgestellt durch Psychostatus)
– Spannung beim Kind (festgestellt beim Psychostatus)
– Zahl der nervösen Symptome (aufgrund der Anamnese)
– gestörter Kontakt zur Mutter (aufgrund des Persönlichkeitstests)
– gemeinsame Interessen mit der Mutter (aufgrund der Anamnese).

Eine Analyse der Beziehungen zwischen 4 von diesen 5 Variabeln zeigte, daß die Korrelationen und Interaktionen zwischen diesen Faktoren von größter Bedeutung sind und ihre Signifikanz für die Prognose einschränken. Die Autorin weist darauf hin, daß dieses prognostische Instrument nicht einfach zur Voraussage der Entwicklung im individuellen Fall benützt werden kann, da es sich auf Durchschnittswerte bezieht, die entstanden sind aus der Bearbeitung einer ganzen Gruppe von Kindern.

Abschließend soll auf die Arbeit von K. Ernst und C. Ernst (1965) hingewiesen werden, in der generelle Aspekte von Entstehung und Verlauf psychischer Störungen im Kindes- und Jugendalter dargestellt werden. Die Autoren betonen, daß im Hinblick auf die Prognose sozial störende Verhaltensabweichungen als ein sehr ernst zu nehmendes Problem zu betrachten sind. Sie führen weiter aus, daß es nicht einmalige belastende Ereignisse sind (sogenannte Traumen), welche verhaltensgestörte Kinder und delinquierende Jugendliche heranwachsen lassen, sondern „jahrelang bestehende emotionell chaotische Familienverhältnisse". Ernst und Ernst führten weiter aus: „Der enge Zusammenhang von kindlichen Störungen mit der jeweiligen Situation in der Familie wird daran sichtbar, daß behandelte und unbehandelte psychisch gestörte Kinder über zweieinhalb Jahre hinweg am ehesten dann ihre Symptome verloren, wenn die Spannungen zwischen den Eltern abgebaut werden konnten."

1.7 Literaturkritik

Während bisher vorwiegend über Resultate der neueren Literatur berichtet worden ist, soll abschließend die bisherige Literatur kritisch betrachtet werden.

In der wissenschaftlichen Literatur ist die Enkopresis wenig bearbeitet worden. Die einzige unfassende Studie über dieses Krankheitsbild stammt aus dem Jahre 1966 (Bellman). Diese Autorin liefert auch die umfangreichste epidemiologische Untersuchung an insgesamt 8800 Kindern. Es ist die einzige Arbeit an einem großen Krankengut (186 Patienten) mit einer Kontrollgruppe. Das methodische Vorgehen ist klar dargestellt und reproduzierbar. Die Befunde von Bellman haben einen hohen Grad wissenschaftlicher Aussagekraft. Einzig bei den katamnestischen Untersuchungen sind Einwände angezeigt: So ist in der einen katamnestischen Arbeit die Katamnesezeit mit 22 Monaten sehr kurz, was die Aussagekraft reduziert. Bei der zweiten katamnestischen Studie von Bellman ist einzuwenden, daß die Probanden zur Zeit der Untersuchung eine extrem große Altersstreuung aufweisen und dadurch die Katamnesedauer von 2 bis 22 Jahren streut, was den Wert der Ergebnisse relativiert.

In einer anderen Katamnesearbeit (Probst et al. 1980) findet sich eine hohe Rückweisungsrate. Von insgesamt 114 Probanden konnten nur 30 in die Nachuntersuchung einbezogen werden. Wegen der Möglichkeit der Stichproben-Verzerrung muß die Verallgemeinerbarkeit dieser Untersuchungsresultate eingeschränkt werden.

Bei drei weiteren Untersuchungen sind Kontrollgruppen einbezogen worden. Von diesen ist die Arbeit von Wolters (1978) am aussagekräftigsten, in der er die Mütter von Enkopretikern vergleicht mit denjenigen von psychosomatisch kranken Kindern und denjenigen von Dialyse-Kindern als Kontrollgruppe. Einzuwenden ist, daß die Gruppe der psychosomatisch kranken Kinder eine wenig klar definierte und uneinheitliche Gruppe darstellt. In der Untersuchung von Henning (1977) werden 50 Enuretiker mit 21 Enkopretikern verglichen. Dabei ist einzuwenden, daß sich der Autor auf wenig harte Daten stützen kann.

Krisch (1980a) stellt je eine Gruppe von 10 Kindern mit Enkopresis, mit Enuresis und aggressivem Verhalten einander gegenüber. Statistisch sind die Ergebnisse nicht verwertbar, da die Gruppen zu klein sind. Die Gruppe der aggressiven Knaben ist zudem wenig klar abgegrenzt.

Bei den übrigen Arbeiten, die vor allem in den letzten 10 Jahren veröffentlicht wurden, handelt es sich vorwiegend um Fallberichte (z.B. Hoag et al. 1971, Niedermeyer u. Parnitzke 1963, Wagerer 1977) oder um Darstellung von Therapieverläufen (z.B. Artner u. Castell 1979, 1981, Coché u. Freedmann 1975, Keilbach 1976, 1977, Krisch 1980a, Rick u. Riedrich 1978, Schaefer 1978). Daneben sind noch einige Arbeiten mit einer kleineren Probandengruppe zu erwähnen, z.B. Baird (1974), Krisch und Jahn (1981), Wolters (1974, 1975).

Die vielen Berichte über Therapieverläufe geben zwar teilweise gute Einblicke in die Psychodynamik einzelner enkopretischer Patienten, liefern aber kaum objektivierbare Resultate. So muß festgestellt werden, daß weiterhin stark divergierende Aussagen bestehen über Milieuverhältnisse, Elternpersönlichkeit, Intelligenz und Schulbewährung der Enkopretiker sowie über ätiologische Betrachtungsweisen und katamnestische Befunde.

Diese vielen ungeklärten Fragen gaben den Anlaß zu den folgenden, eigenen Untersuchungen über die Enkopresis bei Kindern und Jugendlichen.

In diese eigenen Untersuchungen sollen nur Kinder einbezogen werden, die der Definition von Bellman (1966) entsprechen, die also älter als vier Jahre sind und die ein *unwillkürliches* Absetzen von Stuhl in die Hosen zeigen. Kinder, die mit Einkoten drohen oder absichtliches Einkoten als Erpressung verwenden, werden nicht einbezogen. Ein solches bewußtes, absichtliches Einkoten oder ein Drohen mit Einkoten sieht man gelegentlich bei Kindern mit einer verstärkten oder verlängerten Trotzphase.

2 Eigene vergleichende Untersuchungen

2.1 Allgemeines

2.1.1 Problemstellung

Wie im vorhergehenden Teil dieser Arbeit dargestellt worden ist, bestehen auch in der neueren Literatur beträchtliche Meinungsverschiedenheiten über den ganzen Symptomenkomplex Enkopresis.

Dieser Teil der Studie soll anhand des Krankengutes des Kinderpsychiatrischen Dienstes des Kantons Zürich die Ergebnisse von früheren Arbeiten überprüfen und eigene Angaben über die uns wichtigsten Fragestellungen bringen. Es geht dabei um die Auswertung von klinischem Krankengut, das mit praktischer und nicht primär wissenschaftlicher Zielsetzung untersucht und statistisch erfaßt worden ist. Deshalb muß berücksichtigt werden, daß viele Angaben und Faktoren nicht spezifisch auf unser Untersuchungsgebiet hin erhoben worden sind, wie dies z.B. bei einer prospektiven Studie möglich wäre.

Um eine möglichst breite und umfassende Beschreibung erbringen zu können, wurden drei verschiedene Vergleichsstudien durchgeführt:

Kapitel 2.2 Darstellung von 165 Enkopretiker-Kindern mit Vergleich zwischen Knaben und Mädchen und Vergleich der Enkopretiker-Gruppe mit dem Gesamtkrankengut des Kinderpsychiatrischen Dienstes.

Kapitel 2.3 Vergleichende Untersuchung zwischen Kindern mir primärer und Kindern mit sekundärer Enkopresis.

Kapitel 2.4 Vergleichende Untersuchung der Enkopretiker-Gruppe mit Enuretikern, Kindern mit einer Psychose und Kindern mit einem perinatalen infantilen psychoorganischen Syndrom.

2.1.2 Methodenkritik

Für zwei dieser vergleichenden Untersuchungen (2.2 und 2.4) standen die EDV-Statistikbätter von 7857 Patienten des Kinderpsychiatrischen Dienstes des Kantons Zürich zur Verfügung, die zwischen 1973–1980 entweder in der Poliklinik Zürich oder in einer der 6 Zweigstellen in den Regionen des Kantons untersucht worden sind.

Diese Patienten wurden von verschiedenen Assistenzärzten abgeklärt, in Zusammenarbeit mit Psychologen, teils auch Sozialarbeitern und Heilpädagogen. Jeder Patient wurde in der sogenannten „Gemeinsamen" eingehend mit dem zuständigen Oberarzt in bezug auf Psychopathologie, Psychodynamik, diagnostische Kriterien und Therapiemöglichkeiten besprochen. Die Oberärzte, resp. die Oberärztinnen, sind auch verantwortlich für die korrekte Beurteilung und Erfassung der EDV-Statistikdaten jedes Patienten.

Von diesen 7857 Patienten wurde also nur ein geringer Anteil vom Autor selbst untersucht und ein anderer, größerer Anteil vom Autor in der Funktion als Oberarzt beurteilt und EDV-gerecht bearbeitet. Es muß die Frage gestellt werden, ob die Auswahl dieser 7857 Patienten für den Katon Zürich überhaupt repräsentativ ist. Dies kann nur bedingt gesagt werden: Neben dem Kinderpsychiatrischen Dienst arbeitete zur Zeit der Datenerfassung ca. ein Dutzend frei praktizierende Kinder- und Jugendpsychiater vor allem in der Stadt Zürich, die tendenzmäßig mehr Patienten aus der oberen Mittelschicht und aus der Stadt behandelten. Die Verallgemeinerbarkeit der Auswahl der Fälle muß unseres Erachtens eingeschränkt werden in bezug auf Schichtzugehörigkeit und Zugehörigkeit zur Stadt- resp. Landbevölkerung.

Eine weitere Verzerrung der Stichprobe konnte aufgezeigt werden, indem nachgewiesen wurde, daß enkopretische Kinder mit Bürgerort im Ausland prozentual häufiger ins Kinderspital Zürich zur Abklärung eingewiesen wurden als in den Kinderpsychiatrischen Dienst. Es kann angenommen werden, daß es dem behandelnden Kinder- oder Hausarzt eher gelang, die Eltern zu einer Abklärung auf der somatischen Ebene im Spital zu motivieren als zu einer psychiatrischen Untersuchung.

Es soll nun zuerst die Frage der *Reliabilität* dieser Datenerfassung besprochen werden, bevor die Resultate dargestellt werden. Die Zuverlässigkeit der Datenerhebung erscheint relativ und nicht absolut, und zwar aus folgenden Gründen:

a) Relativ häufiger Wechsel vor allem der ärztlichen Mitarbeiter, bedingt durch die Ausbildungsrichtlinien für den Spezialarzt FMH für Kinder- und Jugendpsychiatrie.
b) Uneinheitliche Interpretationen, bedingt durch den unterschiedlichen Ausbildungsstand und die große Zahl der Mitarbeiter sowie durch die relativ große Zahl der verantwortlichen Oberärzte/Oberärztinnen.

Diese Nachteile wurden soweit wie möglich zu beheben versucht durch gemeinsame Fallbesprechungen und eingehende Diskussionen zur Vereinheitlichung der Erfassung der EDV-Statistikdaten.

Ebenso muß die *Validität* der erfaßten Daten kritisch betrachtet werden: Die aus den EDV-Statistikbögen gewonnenen Angaben können in harte und weiche Daten unterteilt werden.

Zu den *harten Daten* sind zu zählen: Häufigkeit des Symptoms, Geschlecht, Bürgerort, Alter, Anzahl Geschwister, Stellung in der Geschwisterreihe, und aus den Milieuverhältnissen die Angaben: eigene vollständige Familie, Eltern geschieden und wieder verheiratet, Stiefeltern, Adoptivfamilie, Pflegefamilie, Institution.

Zu den *weichen Daten* sind alle Angaben zu zählen, die vom subjektiven Urteil der verantwortlichen Fachperson abhängen, also vor allem die Beurteilung der Persönlichkeit und der Erziehungshaltung der Eltern sowie die Beurteilung der Ehe der Eltern. Zu den weichen Daten gehören auch: Intelligenz der Probanden (da nicht immer vergleichbare Intelligenzuntersuchungen durchgeführt worden sind), Angaben über organische Faktoren und psychoreaktive Störungen (da diese Angaben wesentlich von der Intensität und der Genauigkeit der kinderpsychiatrischen Untersuchung abhängen) sowie alle Angaben, bei denen Mehrfachbenennungen möglich waren: Auftrag zur kinderpsychiatrischen Untersuchung, Zuweisungsgrund der Patienten nach der Abklärung.

Dem Problem der "missing data" wurde besondere Beachtung geschenkt. Bei den harten Daten sowie den Angaben über Auftrag zur Untersuchung und Zuweisungsgrund sind keine "missing data" zu verzeichnen, da bei der EDV-Statistik auf eine vollständige Erfassung geachtet wird.

Bei den weichen Daten hingegen sind die "missing data" zu beachten, weil sie die Validität dieser Angaben entsprechend vermindern. Bei der Beurteilung der Elternpersönlichkeit sowie der Erziehungshaltung der Eltern und bei der Beurteilung der elterlichen Ehe beträgt die Rate der "missing data" vermutlich etwa ein Drittel, wobei sie bei der Gruppe der Enkopretiker in derselben Größenordnung liegt wie bei der Gesamtpopulation der erfaßten Patienten. Bei der Beurteilung der väterlichen Persönlichkeit und der Erziehungshaltung des Vaters fehlen häufiger als bei der Beurteilung der mütterlichen Persönlichkeit und Erziehungshaltung die Angaben. Dies kann insofern verstanden werden, als die Kinder meist in Begleitung ihrer Mütter zur Untersuchung kamen und die Väter generell viel seltener in den Prozeß der Abklärung einbezogen werden konnten. Eine genauere Schätzung der Rate der "missing data" wird dadurch erschwert, daß bei diesen Daten auch Mehrfachbenennungen möglich sind.

Bei der dritten vergleichenden Untersuchung (2.3), der Gegenüberstellung von primären und sekundären Enkopretikern, gelten die oben gemachten Einschränkungen über die Repräsentanz der Auswahl der Fälle ebenso. Die 126 ausführlichen Krankengeschichten wurden alle vom Autor selbst eingehend bearbeitet und nach den zu untersuchenden Faktoren ausgewertet und aufgelistet. So konnte die Reliabilität verbessert werden. Auch in dieser Untersuchung muß zwischen den oben erwähnten harten und weichen Daten unterschieden werden. Die Rate der "missing data" ist sehr viel geringer, da aus den detaillierten Beschreibungen der Krankengeschichten fast immer eingehende Angaben über die Persönlichkeit und Erziehungshaltung der Eltern sowie über die elterliche Ehe gefunden werden konnten.

Die Reliabilität und Validität der Untersuchungsdaten wird in den Schlußfolgerungen entsprechend berücksichtigt.

2.2 Darstellung der Daten von 165 Enkopretiker-Kindern

2.2.1 Methodik

In diesem Teil der Studie geht es um eine übersichtliche Darstellung der EDV-erfaßten Daten von 165 Fällen. Das Ziel ist der Vergleich zwischen enkopretischen Knaben und Mädchen sowie der Vergleich der Enkopretiker zum Gesamtkrankengut. Als Ausgangsmaterial für diesen Teil standen 7857 Krankengeschichten zur Verfügung, die zwischen 1973 und 1980 EDV-gerecht aufgearbeitet worden sind. Aus diesem Krankengut wurden 165 Patienten mit Enkopresis erfaßt, die das Symptom entweder in der Haupt- oder Nebendiagnose aufwiesen. Dabei standen die EDV-Statistikblätter jedes Probanden zur Verfügung.

Es wird Wert gelegt auf eine übersichtliche Darstellung, wobei zum Vergleich neben den absoluten Zahlen auch die Prozentzahlen angegeben werden. Alle Ergebnisse wurden mittels des Chi^2-Tests auf ihre Signifikanz geprüft (* bedeutet signifikant auf dem 5%-Niveau; ** bedeutet signifikant auf dem 1%-Niveau; *** bedeutet signifikant auf dem 1‰-Niveau).

Wo Mehrfachbenennungen möglich waren, wird dies in den Tabellen vermerkt. Das Chi^2 wurde in diesen Fällen berechnet durch Vergleich jedes einzelnen Item zur Summe aller anderen Items.

2.2.2 Häufigkeit

Von den 7857 Patienten, die in der Zeit von 1973–1078 kinderpsychiatrisch abgeklärt worden sind, wiesen 2,1% das Symptom Enkopresis entweder in der Haupt- oder in der Nebendiagnose auf. Nach Geschlecht aufgeteilt sind das 1,63% Knaben und 0,47% Mädchen.

Diskussion: Die in der obengenannten Untersuchung festgestellte Häufigkeit von 2,1% Enkopretikern innerhalb eines Krankengutes von 7857 poliklinisch untersuchten Kindern liegt eher am unteren Wert der in der Literatur beschriebenen Häufigkeitsprozentzahlen. Z.B. stellen Krisch und Jahn (1981) in einer heilpädagogischen Station einen Anteil von 4,5% Enkopretikern fest. Es fehlen genaue Vergleichswerte aus kinderpsychiatrischem Krankengut. Unser Wert stimmt am ehesten überein mit Levine (1975), der während 18 Monaten an einer allgemeinen pädiatrischen Poliklinik bei 3% der untersuchten Kinder eine Enkopresis diagnostiziert hat.

Leider kann keine Aussage über die Zu- oder Abnahme der Häufigkeit des enkopretischen Symptoms im Laufe der letzten Jahrzehnte gemacht werden, da frühere Daten über Enkopretiker in der kinderpsychiatrischen Poliklinik Zürich nicht vorhanden sind. Während der untersuchten Jahre (1973–1979) ist die Anzahl der Fälle mit Enkopresis pro Jahr ungefähr gleich geblieben. Es kann keine Aussage über eine Tendenzentwicklung in der Häufigkeit gemacht werden.

2.2.3 Geschlechtsverteilung

Von den 165 Enkopretikern waren 128 Knaben (77,6%) und 37 Mädchen (22,4%). Das ergibt eine Geschlechtsverteilung von 3,46 Knaben zu 1 Mädchen.

Diskussion: Die Geschlechtsverteilung von 3,46 Knaben auf 1 Mädchen entspricht sehr genau den Befunden von Bellman (1966) mit einer Verteilung von 3,4 Knaben zu 1 Mädchen sowie der Studie von Krisch und Jahn (1981).

2.2.4 Bürgerort

Im Vergleich zwischen der männlichen und weiblichen Untergruppe zeigen sich keinerlei signifikante Unterschiede in bezug auf den Bürgerort in der Schweiz oder im Ausland. Von den 165 Enkopretikern hatten 238 (83,6%) ihren Bürgerort in der Schweiz und 27 (16,4%) im Ausland.

Es kann gesagt werden, daß das Symptom Enkopresis in dieser Untersuchung bei den Patienten mit Schweizer Bürgerort im Vergleich zur Gesamtpopulation häufiger festgestellt worden ist als bei denjenigen Patienten, die ihren Bürgerort im Ausland haben (ohne Signifikanz). Daraus darf man aber sicher nicht den Schluß ziehen, daß die Enkopresis bei Schweizern auch wirklich häufiger vorkommt. Man darf vermuten, daß ausländische Enkopretiker weniger häufig in den Kinderpsychiatrischen Dienst angemeldet worden sind. Diese Vermutung wird dadurch bestätigt, daß im Kinderspital Zürich [1] zwischen den Jahren 1972 und 1979 tendenzmäßig mehr ausländische Kinder wegen Enkopresis behandelt worden sind als im Kinderpsychiatrischen Dienst: 255 Patienten (= 76,3%) mit Schweizer Bürgerort zu 79 Patienten (= 23,7%) mit Bürgerort im Ausland (Chi^2-Test = 3,507, signifikant auf dem 10%-Niveau).

2.2.5 Altersverteilung

Im Vergleich zwischen männlichen und weiblichen Patienten zeigt sich deutlich, daß die Großzahl der Mädchen in jüngeren Jahren wegen einer Enkopresis kinderpsychiatrisch abgeklärt wurden (vgl. Tabelle 1). Nur 6 von insgesamt 37 Mädchen zeigten im Alter von 9–16 Jahren noch eine Enkopresis. Dieser Befund ist signifikant: Chi^2-Test = 7,50 (**).

Tabelle 1. Altersverteilung bei Mädchen und Knaben

Jahre	Männliche Patienten N = 128		Weibliche Patienten N = 37	
4–8	76	59,4%	31	83,8%
9–16	52	40,6%	6	16,2%

Aus Abb. 1 wird ersichtlich, daß das Alter zwischen 4 und 16 Jahren streut. Dieser Befund stimmt mit Probst et al. (1980) überein. Die *größte Häufigkeit* von enkopretischen Kindern finden wir zwischen dem 6. und 8. Lebensjahr. Dieser Befund steht im Einklang mit der Untersuchung von Bellman (1966), die eine Abnahme in der Häufigkeit der Enkopresis nach dem 8. Lebensjahr feststellte. Ebenso wie in jener Studie wurden nach dem 16. Altersjahr keine enkopretischen Kinder mehr festgestellt. Das Altersmittel aller Enkopretiker liegt bei 7,9 Jahren und stimmt gut mit dem Wert von Krisch und Jahn (1981) überein, die 8,08 Jahre angaben. In Abb. 2 wird die prozentuale Altersverteilung der Enkopretiker verglichen mit derjenigen der Gesamtpopulation.

Aus der prozentualen Altersverteilung der Enkopretiker im Vergleich mit der Gesamtpopulation wird ersichtlich, daß die meisten Enkopretiker zwischen dem 4. und 11. Lebensjahr kinderpsychiatrisch erfaßt wurden, während bei der Gesamtpopulation die Kurve viel flacher verläuft und der Großteil der Patienten zwischen dem 5. und 14. Lebensjahr kinderpsychiatrisch untersucht wurde.

---

[1] Die Unterlagen zu dieser Erhebung wurden freundlicherweise von Herrn Professor A. Weber, Universitäts-Kinderklinik Zürich, zur Verfügung gestellt

Abb. 1. Darstellung der Altersverteilung der Enkopretiker

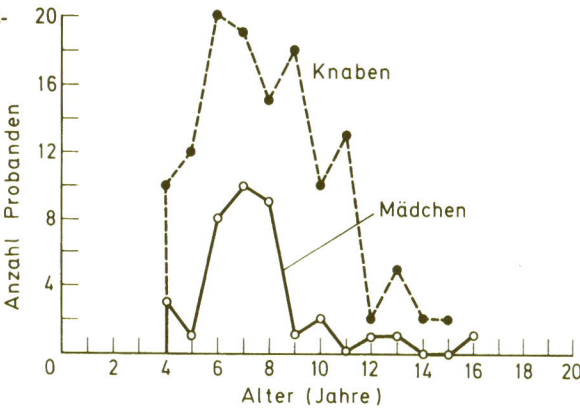

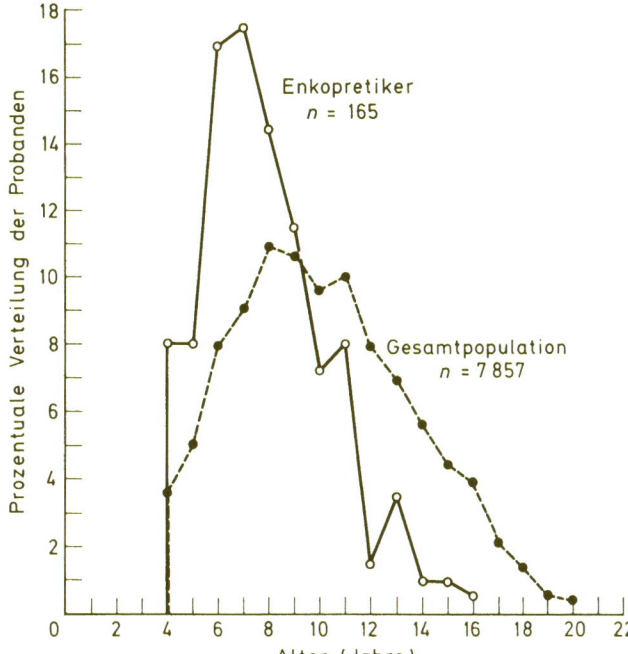

Abb. 2. Prozentuale Altersverteilung der Enkopretiker

2.2.6 Auftrag zur kinderpsychiatrischen Untersuchung

Aus Tabelle 2 wird deutlich, daß beim Vergleich der Gesamtgruppe der Enkopretiker mit der Gesamtpopulation die Enkopretiker signifikant häufiger von Privatärzten zugewiesen werden (Chi^2 = 14,70 ***) – und auch häufiger von Spitälern und Polikliniken (Chi^2 = 5,52 *). Tendenzmäßig werden die Enkopretiker weniger häufig von den Eltern angemeldet als im Gesamtkrankengut (statistisch nicht signifikant) und hochsignifikant weniger oft von Jugendsekretariaten, Behörden, Gerichten, Schulen und Heimen (Chi^2 = 15,48 ***).

Tabelle 2. Auftrag zur kinderpsychiatrischen Untersuchung – Vergleich der Enkopretiker mit dem Gesamtkrankengut (Mehrfachbenennung möglich)

	Enkopretiker N = 165		Gesamtpopulation N = 7857	
Privatärzte	51	31%	1494	19%
Spitäler, Polikliniken	31	19%	992	13%
Eltern	56	34%	3091	39%
Andere (Jungend-, Fürsorgeämter, Behörden, Gerichte, Heime, Schulbehörden)	42	25%	3193	41%

Zusätzlich wurde die Gruppe der Mädchen und der Knaben verglichen in bezug auf den Auftraggeber zur kinderpsychiatrischen Untersuchung. Es ergeben sich keine signifikanten Unterschiede zwischen den beiden Gruppen.

Diskussion: Es zeigt sich im Gespräch mit Eltern von enkopretischen Kindern immer wieder, daß das Symptom von den Eltern primär als körperlich betrachtet wird und daß die Eltern in erster Linie beim Kinderarzt Hilfe suchen.

Daneben besteht bei den Eltern oft auch eine große Hemmung, überhaupt mit jemandem außerhalb der Familie über das Symptom zu sprechen, da das Einkoten oder das Kotschmieren ihrer Kinder von den Eltern oft als äußerst beschämend erlebt wird. Umso schwieriger ist es dann für eine solche Mutter, ihr Kind wegen dieses beschämenden Symptoms direkt zur kinderpsychiatrischen Untersuchung anzumelden.

Diese Gründe mögen mitverantwortlich dafür sein, daß im Vergleich zwischen den Enkopretikern und der Gesamtpopulation die enkopretischen Kinder häufiger von Privatärzten, Spitälern und Polikliniken angemeldet wurden und weniger häufig von den Eltern. Dieser Unterschied zur Gesamtpopulation ist bei den einzel- und erstgeborenen Enkopretiker-Kindern größer als bei den nicht erstgeborenen. Das mag damit zusammenhängen, daß die Mütter von Einzelkindern oder Erstgeborenen durch das Symptom eher verunsichert waren und sich schneller um eine ärztliche Untersuchung bemühten als die Mütter von nicht Erstgeborenen.

2.2.7 Zuweisungsgrund zur kinderpsychiatrischen Abklärung

Bei der Untersuchung der Zuweisungsgründe der 165 enkopretischen Kinder zeigt sich folgende Verteilung: Bei gut der Hälfte der Patienten werden Erziehungsschwierigkeiten genannt, bei einem Viertel Schulschwierigkeiten und bei knapp zwei Drittel das Symptom der Enkopresis.

Zwischen der Gruppe der Knaben und der Gruppe der Mädchen bestehen keine signifikanten Unterschiede.

Diskussion: Der hohe Anteil von Erziehungs- und Schulschwierigkeiten als Einweisungsgrund unterstützt die Befunde von Bellman (1966), die festgestellt hat, daß Enkopretiker durchschnittlich mehr „nervöse Symptome" (Nahrungsverweigerung,

Nägelbeißen, Stehlen, Schule schwänzen, Schlafstörungen, Onanieren, Wutausbrüche, Bauchschmerzen, Kopfschmerzen, Negativismus) aufweisen als eine Kontrollgruppe von gesunden Kindern.

2.2.8 Milieuverhältnisse

Die Milieuverhältnisse der enkopretischen Knaben wurden verglichen mit denjenigen der enkopretischen Mädchen, und das Gesamttotal der Enkopretiker wurde verglichen mit der Gesamtpopulation.

Zwischen den Knaben und den Mädchen konnten keine signifikanten Unterschiede in bezug auf die familiäre Situation gefunden werden. Tendenzmäßig finden sich mehr Knaben in einem Heim als Mädchen. Auch der Vergleich der 165 enkopretischen Kinder mit dem Gesamtkrankengut ergibt keine signifikanten Unterschiede. Tendenzmäßig kann man aber feststellen, daß die Enkopretiker häufiger eine eigene vollständige Familie haben, dabei aber häufiger eine unharmonische elterliche Ehe festgestellt wird und die Eltern häufiger uneinig sind in der Erziehung. Ebenso zeigt sich, daß enkopretische Kinder etwas häufiger unehelich und prozentual doppelt so häufig vorehelich geboren sind wie die Kinder aus der Gesamtpopulation.

Diskussion: Diese Ergebnisse unterstützen die Untersuchungen von Bellman (1966), Wolters (1978) sowie Artner und Castell (1979), die darauf hinweisen, daß die Familien von Enkopretikern nach außen hin intakt scheinen, aber häufig innere Spannungen zwischen Eltern und Uneinigkeit in der Erziehungshaltung festgestellt werden müssen.

2.2.9 Anzahl der Geschwister

Die Verteilung der Geschwisteranzahl der männlichen und der weiblichen Enkopretiker ist miteinander verglichen worden. Es zeigen sich keine signifikanten Unterschiede zwischen den beiden Gruppen.

2.2.10 Stellung in der Geburtenreihe

Die Stellung in der Geburtenreihe bei den Enkopretikern wurde untersucht, wobei die Gruppe der Knaben mit der Gruppe der Mädchen verglichen wurde. Es konnten keine signifikanten Unterschiede festgestellt werden. Der hohe Anteil von Erstgeborenen (52,1%) bei den Enkopretikern entspricht auch der Verteilung der Stellung in der Geburtenreihe im Gesamtpatientengut (52,6%). Auch im Vergleich der Enkopretiker mit dem Gesamtkrankengut sind keine statistisch signifikanten Unterschiede in der Stellung in der Geburtenreihe feststellbar.

Diskussion: Diese Ergebnisse unterstützen die Ansicht von Bemporad et al. (1971) und Wolters (1974), die keine Häufung von Erstgeborenen oder Einzelkindern bei Enkopretikern feststellen konnten, wie dies Hoag et al. (1971), Nurcomb (1972) sowie Krisch und Jahn (1981) beschrieben haben.

Auch Bellman (1966), die eine Gruppe von Enkopretikern mit einer Gruppe gesunder gleichaltriger Kinder verglichen hat, konnte keinen Verteilungsunterschied von Ältesten, Mittleren, Jüngsten oder Einzelkindern feststellen.

Aussagen über Erst-, Mittel- oder Letztgeborene müssen nach neueren Untersuchungen kritisch betrachtet werden, da sie stark durch den verschiedenen sozialen Hintergrund der Probanden (Klein-/Großfamilie, Mittel-/Unterschicht, Stadt-/Landbevölkerung) charakterisiert sind (Ernst 1983).

2.2.11 Persönlichkeiten und Erziehungshaltungen der Eltern

Persönlichkeit des Vaters

Tabelle 3 gibt einen Überlick über die Beurteilung der Persönlichkeit des Vaters bei den Gruppen: enkopretische Knaben, enkopretische Mädchen, total der Enkopretiker und den Vergleich mit der Gesamtpopulation.

Tabelle 3. Angaben über die Persönlichkeit des Vaters

	Knaben N = 128	Mädchen N = 37	Enkopretiker total N = 165		Gesamtpopulation N = 7857	
Infantilismus	0	2	2	1,2%	44	0,56%
Schwachsinn	0	1	1	0.6%	28	0,36%
Neurotische Störungen	23	9	32	19,4%	988	12,6%
Charakteranomalie	6	1	7	4,2%	286	3,6%
Endogene Psychose	0	1	1	0,6%	71	0,9%
POS	1	0	1	0,6%	54	0,7%
Epilepsie	1	0	1	0,6%	26	0,33%
Alkoholismus	6	2	8	4,8%	417	5,3%
Kriminalität	0	2	2	1,2%	57	0,7%
Andere Störungen	6	1	7	4,2%	841	10,7%

Zwischen der Gruppe der Knaben und Mädchen sind Väter mit Infantilismus und Väter mit Kriminalität signifikant häufiger bei der Gruppe der Mädchen festzustellen ($Chi^2 = 7,00$ **).

Sonst sind keine signifikanten Unterschiede zwischen der Gruppe der Knaben und der Gruppe der Mädchen festzustellen.

Der Vergleich der Gesamtzahl der Enkopretiker mit der Gesamtpopulation ergibt in bezug auf die Beurteilung der Persönlichkeit des Vaters keine signifikanten Unterschiede außer bei der Diagnose: neurotische Störungen. Hier zeigen die Väter von Enkopretikern signifikant häufiger Störungen als im Vergleich zur Gesamtpopulation ($Chi^2 = 6,77$ **). Auch bei der Bemerkung „andere Störungen" zeigt sich ein Unterschied. Bei der Gesamtpopulation werden signifikant häufiger andere Störungen bei Vätern festgestellt als bei den Enkopretikern ($Chi^2 = 7,14$ **).

Väterliche Haltung

In bezug auf die väterliche Haltung konnten keine signifikanten Unterschiede zwischen der Gruppe der Knaben und der Gruppe der Mädchen gefunden werden (vgl. Tabelle 4), außer daß bei den Mädchen signifikant mehr Väter als überfordert bezeichnet werden (Chi^2 = 5,23 *). Auch zwischen der Gesamtgruppe der Enkopretiker und der Gesamtpopulation sind keine statistisch signifikanten Unterschiede feststellbar. Tendenzmäßig zeigt sich aber, daß unter den Vätern von Enkopretikern eine gleichgültige Haltung häufiger feststellbar ist.

Tabelle 4. Angaben über die väterliche Haltung (Mehrfachbenennung möglich)

	Knaben N = 128	Mädchen N = 37	Enkopretiker total N = 165		Gesamtpopulation N = 7857	
Autoritär	18	5	23	14%	1112	14,3%
Gleichgültig	16	5	21	12,7%	720	9,2%
Ablehnung	5	3	8	4,8%	284	3,6%
Perfektionismus	16	3	19	11,5%	815	10,4%
Overprotection	2	2	4	2,4%	91	1,2%
Verwöhnend	7	2	9	5,5%	326	4,1%
Überfordert	15	10	25	15,2%	1246	15,8%

Diskussion: Wagerer (1977) hat festgestellt, daß ein Großteil der Väter an psychischen Störungen leidet. Die obigen Ergebnisse können bestätigen, daß neurotische Störungen bei Vätern signifikant häufiger vorhanden waren als bei den Vätern der Gesamtpopulation.

Ebenso bestätigen die obigen Ergebnisse, daß Väter von Enkopretikern in ihrer Erziehungshaltung ausgesprochen gleichgültig sind, wie das in der Literatur wiederholt beschrieben worden ist (Bemporad et al. 1971, Hoag et al. 1971, Keilbach 1977, Wolters 1978). Wie in Kapitel 2.1.2 ausgeführt worden ist, muß die relative Sicherheit dieser Aussagen beachtet werden.

Mütterliche Persönlichkeit

Aus Tabelle 5 sind die psychischen Auffälligkeiten der mütterlichen Persönlichkeiten ersichtlich. Im Vergleich mit Tabelle 3 (Persönlichkeit des Vaters) fällt sofort auf, daß bei den Müttern häufiger Störungen angegeben werden als bei den Vätern. Es wäre aber falsch, dies dahingehend zu interpretieren, daß die Mütter häufiger auffällig seien als die Väter. Vielmehr muß man bei diesem Befund berücksichtigen, daß die Patienten eben meist in Begleitung der Mutter zur Untersuchung kamen und daß die Väter sehr viel seltener überhaupt in die Abklärung einbezogen werden konnten. Daraus ist verständlich, daß auch weniger über die Persönlichkeit des Vaters erfahren wurde, was sich dann zahlenmäßig auch in Tabelle 3 auswirkt.

Zwischen der Gruppe der Knaben und Mädchen konnten keine signifikanten Unterschiede in bezug auf die mütterliche Persönlichkeit gefunden werden.

Hingegen finden wir bei den Müttern der Enkopretiker signifikant häufiger die Diagnose Infantilismus (Chi^2 = 7,12 **) und die Diagnose neurotische Störungen (Chi^2 = 9,00 **). Tendenzmäßig sind etwas weniger andere Störungen bei den Enkopretikern festgestellt worden als bei der Gesamtpopulation.

Vergleichen wir die väterliche und die mütterliche Persönlichkeit, so stellen wir fest, daß bei beiden die neurotischen Störungen bei den Enkopretiker-Eltern häufiger sind als bei den Eltern im Gesamtkrankengut.

Tabelle 5. Angaben über die mütterliche Persönlichkeit

	Knaben N = 128	Mädchen N = 37	Enkopretiker total N = 165		Gesamtpopulation N = 7857	
Infantilismus	5	3	8	4,8%	151	1,9%
Schwachsinn	1	0	1	0,6%	129	1,6%
Neurotische Störungen	45	16	61	37%	2084	26,5%
Charakteranomalie	2	2	4	2,4%	175	2,2%
Endogene Psychose	3	0	3	1,8%	138	1,8%
POS	0	1	1	0,6%	27	0,3%
Epilepsie	0	0	0	0%	44	0,6%
Alkoholismus	2	0	2	1,2%	112	1,4%
Kriminalität	0	0	0	0%	9	0,1%
Andere Störungen	15	6	21	12,7%	1235	15,7%

Mütterliche Haltung

In Tabelle 6 sind die Gruppen der enkopretischen Knaben und Mädchen sowie das Total der Enkopretiker, verglichen mit der Gesamtpopulation, dargestellt. Zwischen der Gruppe der Knaben und der Gruppe der Mädchen sind keine signifikanten Unterschiede feststellbar. Im Vergleich der Enkopretiker-Gruppe mit der Gesamtpopulation zeigt sich ein signifikanter Unterschied in der Angabe „Überforderung", die bei den Müttern der Enkopretiker häufiger vorkommt (Chi^2 = 5,62 *). Tendenzmäßig häufiger ist bei den Müttern von Enkopretikern auch die autoritäre Haltung, die Ablehnung, der Perfektionismus, aber auch die verwöhnende Haltung.

Tabelle 6. Angaben über mütterliche Haltung (Mehrfachbenennung möglich)

	Knaben N = 128	Mädchen N = 37	Enkopretiker total N = 165		Gesamtpopulation N = 7857	
Autoritär	14	6	20	12%	691	8,8%
Gleichgültig	5	1	6	3,6%	281	3,6%
Ablehnung	8	4	12	7,2%	431	5,5%
Perfektionismus	23	9	32	19,4%	1420	18,1%
Overprotection	15	5	20	12%	979	12,5%
Verwöhnend	12	3	15	9,1%	692	7,9%
Überfordert	77	24	101	61,2%	4078	52,0%

Wie oben ausgeführt worden ist, sind die Väter allgemein weniger häufig in die Untersuchung einbezogen worden als die Mütter. Trotzdem sind von den bei der Untersuchung erfaßten Vätern 12,7% als gleichgültig in ihrer Haltung beurteilt worden im Gegensatz zu 3,6% der Mütter. Trotz dieses zahlenmäßig schlechten Vergleichs werden die Väter signifikant häufiger als gleichgültig eingestuft als die Mütter von Enkopretikern (Chi^2 = 9,08 **).

Diskussion: In unserem Krankengut sind neurotische Störungen und Infantilismus bei Müttern von Enkopretiker-Kindern signifikant häufiger als bei Müttern der Gesamtpopulation vorzufinden. Dies unterstützt die Ansicht von Wolters (1978), der auf eine allgemeine Unreife der Mütter hinweist und die Ansicht von Keilbach (1977), der bei Enkopretiker-Müttern gehäuft neurotische Störungen feststellte.

Die Erziehungshaltung in unserem Untersuchungsgut ist gekennzeichnet durch eine ausgeprägte Überforderung sowie die Tendenz zu autoritärem, ablehnendem, perfektionistischem und verwöhnendem Verhalten. Wie im Kapitel 2.1.2 ausgeführt worden ist, muß die relative Sicherheit dieser Aussagen beachtet werden. Auf die ernste und perfektionistische Erziehungshaltung der Mütter haben Hoag et al. (1971) hingewiesen, auf das kontrollierende Verhalten der Mütter Bemporad et al. (1971).

Wolters (1978) hat die von ihm festgestellte verwöhnende und übernachsichtige Haltung der Mütter von Enkopretikern auf deren Unreife und Jugendlichkeit zurückgeführt.

2.2.12 Zuweisung der Patienten nach der Untersuchung

Zwischen der Gruppe der enkopretischen Knaben und der Gruppe der enkopretischen Mädchen zeigen sich keine signifikanten Unterschiede in bezug auf die Zuweisung der Patienten nach der Abklärung. Im Vergleich der Enkopretiker-Gruppe mit der Gesamtpopulation wird deutlich, daß Enkopretiker signifikant häufiger Ärzten zugewiesen (Chi^2 = 3,84 *) und signifikant häufiger in Spitäler und Polikliniken eingewiesen wurden (Chi^2 = 4,10 *) als die Kinder der Gesamtpopulation. Dies ist verständlich, da oft zusätzliche somatische Untersuchungen durchgeführt worden sind.

Tendenzmäßig wurden die Enkopretiker-Kinder auch häufiger in Heime eingewiesen, die Kinder erhielten häufiger heilpädagogische Therapie, und die Eltern erhielten häufiger Erziehungsberatung als bei der Gesamtpopulation. Tendenzmäßig seltener wurden bei der Gruppe der Enkopretiker die Kinder in Psychotherapie oder einer oder beide Eltern in Psychotherapie überwiesen. Ebenso war die psychagogische Betreuung des Kindes bei der Enkopretiker-Gruppe seltener.

2.3 Gegenüberstellung von primärer und sekundärer Enkopresis

Dieser Teil der Studie soll die Frage klären, ob zwischen primärer und sekundärer Enkopresis signifikante Unterschiede bestehen.

Die Überprüfung dieser Frage ist besonders deshalb wichtig, weil in der Literatur sehr widersprüchliche Angaben darüber bestehen. Während Anthony (1957) sowie

Whiting und Child (1953) Unterschiede im Verhalten und in der Persönlichkeitsstruktur zwischen Kindern mit primärer und solcher mit sekundärer Enkopresis feststellen, weisen Bellman (1966), Hoag et al. (1971) sowie Bemporad et al. (1971) darauf hin, daß keine statistisch signifikanten Unterschiede zwischen primären und sekundären Enkopretikern bestehen.

Zur Abgrenzung zwischen primärer und sekundärer Enkopresis: Während Largo et al. (1978) die sekundäre Enkopresis als erneutes Einkoten nach einer Periode mit vollständiger Darmkontrolle von mindestens einem Monat definieren, halten wir uns im folgenden an die Definition von Bellman (1966) und Keilbach (1977), die bei sekundären Enkopretikern ein Intervall mit normaler Stuhlkontrolle von wenigstens einem Jahr annehmen.

2.3.1 Krankengut

Für diesen Teil der Untersuchung standen die Krankengeschichten von 126 Patienten des Kinderpsychiatrischen Dienstes zur Verfügung, die zwischen 1973 und 1978 abgeklärt worden sind und entweder in der Haupt- oder Nebendiagnose das Symptom Enkopresis aufweisen. Diese 126 Krankengeschichten wurden eingehend bearbeitet und im Hinblick auf die folgenden Faktoren ausgewertet und aufgelistet.

Es wird Wert gelegt auf eine übersichtliche Darstellung und Gegenüberstellung der Ergebnisse, wobei zum Vergleich neben den absoluten Zahlen auch die Prozentzahlen angegeben werden. Alle Ergebnisse wurden mittels des Chi^2-Tests auf ihre Signifikanz geprüft (* bedeutet signifikant auf dem 5%-Niveau; ** bedeutet signifikant auf dem 1%-Niveau; *** bedeutet signifikant auf dem 1‰-Niveau). Wo Mehrfachbenennungen möglich waren, wird dies in den Tabellen vermerkt. Das Chi^2 wurde in diesen Fällen berechnet durch Vergleich jedes einzelnen Item zur Summe aller anderen Items.

2.3.2 Geschlechtsverteilung

Aus Tabelle 7 wird die Geschlechtsverteilung der 126 Fälle, bezogen auf primäre und sekundäre Enkopresis, dargestellt.

Tabelle 7. Verteilung von Knaben und Mädchen (N = 126)

	Primäre Enkopresis		Sekundäre Enkopresis		Total
Knaben	52	41,3%	45	35.7%	77%
Mädchen	12	9,5%	17	13,5%	23%
Total	64	50,8%	62	49,2%	100%

Es finden sich keine statistisch signifikanten Unterschiede zwischen diesen beiden Gruppen. Die Ergebnisse stimmen überein mit der Studie von Bellman (1966). Hingegen konnten die Befunde von Anthony (1957) nicht bestätigt werden, der sekundäre Enkopresis-Formen häufiger fand als primäre Formen.

2.3.3 Altersverteilung bei sekundären Enkopretikern

In Tabelle 8 wird die Altersverteilung bei Beginn der sekundären Enkopresis von 62 Fällen dargestellt.

Tabelle 8. Altersverteilung bei Beginn der sekundären Enkopresis

Alter (Jahre)	Anzahl der Fälle
3	7
4	7
5	8
6	16
7	8
8	6
9	5
10	3
11	1
12	1
13	0

Es fällt auf, daß zwischen dem 3. und 8. Lebensjahr die größte Häufigkeit festzustellen ist, nachher zeigt sich eine deutliche Abnahme in der Häufigkeit des Beginns der sekundären Enkopresis. Dieser Befund stimmt überein mit den Angaben von Bellman (1966).

Auffallend häufig finden wir das Auftreten sekundärer Enkopresis bei 3- und 4jährigen Kindern. Es handelt sich dabei um Kinder, die bereits mit 2 oder 3 Jahren eine geregelte Stuhlkontrolle hatten und dann im 3. oder 4. Lebensjahr nach einem symptomfreien Jahr eine sekundäre Enkopresis entwickelt haben.

Der Gipfel des Erkrankungsalters liegt deutlich bei 6 Jahren und liegt somit früher als der von Strunk (1976) angegebene Gipfel zwischen 7 und 9 Jahren.

2.3.4 Vergleich von Kindern mit Einkoten und Kindern mit Kotschmieren

Unter Einkoten verstehen wir die Entleerung von normalem Stuhl in die Kleider, also unter unangepaßten Umständen, während wir unter Kotschmieren den Abgang von Schleim und flüssigem oder halbfestem Kot bezeichnen (Apley u. Keith 1965). Das Kotschmieren wird auch als partielle Enkopresis (Tramer 1964) oder als Überlauf-Enkopresis (Weber 1973, Herzka 1981) bezeichnet.

Bei der Einteilung der Patienten in diese beiden Untergruppen traten in ca. 20% der Fälle Schwierigkeiten auf, da in den Krankengeschichten nur die Bezeichnungen Einkoten oder Schmieren vorzufinden waren, ohne eine genauere Beschreibung des Symptoms.

Da beide Ausdrücke oft nicht klar unterschieden werden (Apley u. Keith 1965), müssen die in Tabelle 9 genannten Zahlen mit Vorsicht betrachtet werden.

Tabelle 9. Verteilung von Einkoten und Schmieren

	Einkoten		Schmieren		Total	
Bei primären Enkopretikern	36	28,6%	28	22,2%	64	50,8%
Bei sekundären Enkopretikern	43	34,1%	19	15,1%	62	49,2%
Total	79	62,7%	47	37,3%	126	100%

Bei den primären Enkopretikern sind tendenzmäßig mehr Kinder mit Einkoten als mit Kotschmieren zu finden. Verstärkt ist diese Tendenz bei den sekundären Enkopretikern, wo mehr als doppelt so viele Kinder einkoten als schmieren. Auch im Total aller 126 Patienten finden wir das Einkoten deutlich häufiger als das Schmieren. Keiner dieser Befunde ist aber signifikant.

2.3.5 Soziale Situation

Da wir vom Gesamtkrankengut keine Aufgliederung der sozialen Stellung der Eltern der Patienten kennen, können diese Befunde in Tabelle 10 nur zwischen den beiden Gruppen (primäre und sekundäre Enkopresis) unterschieden werden. Immerhin darf man sagen, daß der Anteil von gelernten und ungelernten Arbeitern mit größter Wahrscheinlichkeit in der Gesamtpopulation des Krankengutes mindestens 40% ausmachen wird. Der Anteil der Angestellten und Beamten (rund 20%), der selbständig Erwerbenden (rund 25%) und der Akademiker oder Angestellten in leitender Stellung (rund 15%) scheint uns vergleichsmäßig recht hoch.

Primäre Enkopresis tritt bei Kindern von gelernten und ungelernten Arbeitern doppelt so häufig auf wie sekundäre Enkopresis (Chi^2 8,64 **). Hingegen finden wir bei Kindern von Angestellten und Beamten dreimal mehr sekundäre Enkopresis als primäre (Chi^2 8,96 **). Bei der Gruppe der selbständig Erwerbenden und der Gruppe der Akademiker und leitenden Angestellten sind keine signifikanten Unterschiede vorhanden.

Tabelle 10. Soziale Situation der Enkopretiker

	Primäre Enkopresis N = 64		Sekundäre Enkopresis N = 62		Total N = 126	
Gelernte und ungelernte Arbeiter	34	27%	17	13,5%	51	40,5%
Angestellte und Beamte	6	4,8%	19	15,1%	25	19,9%
Selbständig Erwerbende	13	10,3%	18	14,2%	31	24,5%
Akademiker und Angestellte in leitender Stellung	11	8,7%	8	6,4%	19	15,1%

2.3.6 Persönlichkeit der Eltern

In Tabelle 11 und 12 ist die Beurteilung der Persönlichkeit der Mütter und der Väter dargestellt. Es können keine signifikanten Unterschiede zwischen primären und sekundären Enkopretikern gefunden werden. Auffallend häufig scheinen psychische Krankheiten bei Vätern und Müttern von Enkopretikern vorzukommen. Unter dieser Rubrik wurden schwere psychische Störungen wie Alkoholismus, Psychosen, Depressionen und andere psychische Störungen, die eine psychiatrische Behandlung oder Hospitalisation benötigten, erfaßt. In über einem Viertel der Fälle wurde ein Elternteil als psychisch krank beurteilt.

Ebenfalls sehr hoch ist der Prozentsatz der Eltern, die von den Untersuchern als psychisch auffallend in ihrem Verhalten beschrieben wurden (35% der Mütter, 38% der Väter). Das heißt, daß in fast 3/4 aller Fälle von Enkopretikern ein Elternteil als psychisch auffallend betrachtet wurde.

Ebenfalls hoch sind die Anteile von sehr ängstlichen und sehr unsicheren Müttern (je knapp 40%) sowie der Mütter, die mit ihrer eigenen Situation sehr unzufrieden waren (44,5%).

Häufig fanden sich herrisch-rigide Väter (36,5%) und überaus häufig waren die Väter von Enkopretikern oft abwesend oder an der Familie uninteressiert (in über 55% der Fälle).

Es wurde auch geprüft, ob die Eltern selbst in ihrer Jugend an Enkopresis gelitten hatten. Dies konnte in 2 Fällen festgestellt werden, einer in der Gruppe der primären, einer in der Gruppe der sekundären Enkopretiker.

Tabelle 11. Persönlichkeit der Mütter (Mehrfachbenennung möglich)

	Primäre Enkopresis N = 64		Sekundäre Enkopresis N = 62		Total N = 126	
Mutter psychich krank	8	6,3%	7	5,6%	15	11,9%
Mutter psychisch auffallend	20	15,8%	24	19,0%	44	34,8%
Mutter sehr ängstlich	15	11,9%	22	17,5%	37	39,4%
Mutter sehr unsicher	23	18,3%	26	20,6%	49	38,9%
Mutter sehr überbehütend	6	4,8%	5	3,9%	11	8,7%
Mutter sehr dominierend	10	7,9%	9	7,1%	19	15,0%
Mutter sehr unzufrieden	25	19,9%	31	24,6%	56	44,5%

Tabelle 12. Persönlichkeit der Väter (Mehrfachbenennung möglich)

	Primäre Enkopresis N = 64		Sekundäre Enkopresis N = 62		Total N = 126	
Vater psychisch krank	13	10,3%	7	5,6%	21	15,8%
Vater psychisch auffallend	24	19,0%	24	19,0%	48	38%
Vater gestorben	1	0,8%	3	2,4%	4	3,2%
Vater herrisch-rigid	24	19,0%	22	17,5%	46	36,5%
Vater stark beobachtend	7	5,6%	6	4,8%	13	10,4%
Vater passiv-schüchtern	9	7,1%	11	8,7%	20	15,8%
Vater oft abwesend oder an der Familie uninteressiert	33	26,2%	37	29,4%	70	55,6%

Diskussion: Die oben erhobenen Befunde in bezug auf die Persönlichkeit der Mütter stimmen mit den Angaben in der Literatur recht gut überein (Bemporad et al. 1971). Einzig die kleine Anzahl von sehr überbehütenden Müttern (8,7%) widerspricht der Meinung von Wolters (1978), der bei Müttern von Enkopretikern stark gehäuft eine überbehütende und übernachsichtige Haltung fand.

Die Befunde über die Persönlichkeit der Väter unterstützt eher die Aussagen von Bellman (1966), die die Väter als herrisch und rigid beschreibt – und weniger die Aussagen von Bemporad et al. (1971), die vor allem die Väter als passiv, schüchtern und isoliert beschreiben. Der große Prozentsatz der Väter, der oft abwesend oder an der Familie uninteressiert ist, stimmt voll überein mit einer Reihe von Arbeiten (Bemporad et al. 1971, Wolters 1978, Hoag et al. 1971, Keilbach 1977, Krisch 1980b). Auch der hohe Prozentsatz von psychisch kranken Vätern wird an anderer Stelle hervorgehoben (Wagerer 1977). Demgegenüber betont Herzog (1982), wie wichtig intensive Interaktionen zwischen Vater und Kind schon im frühen Alter zur gesunden Entwicklung des Kindes sind.

2.3.7 Elterliche Ehe

Aus Tabelle 13 ist ersichtlich, daß in 31% der Enkopretiker offen sichtbare schwere Ehekonflikte bestanden, die auch von den Eltern deklariert wurden. Zusätzlich bestanden in 34% verdeckte schwere Ehekonflikte, die von den Eltern nicht angesprochen, von den Untersuchern aber festgestellt worden sind. Diese Befunde unterstützen die Angaben von Masson und Perrenoud (1966), die ebenfalls eine hohe Anzahl von schweren Konflikten zwischen den Eltern feststellen, sowie die Ergebnisse von Artner und Castell (1979) und Keilbach (1977), die feststellten, daß häufig innere Spannungen zwischen den Eltern vorhanden sind, die aber nach außen nicht deklariert werden.

Bei 22% der Probanden war die Ehe geschieden. Bemporad et al. (1971) haben ebenfalls auf die hohe Zahl von Scheidungen und Trennungen bei Enkopretiker-Eltern hingewiesen.

Im Vergleich zwischen der Gruppe der primären und der Gruppe der sekundären Enkopretiker sind keine statistisch signifikanten Unterschiede feststellbar.

Tabelle 13. Ehe der Eltern

	Primäre Enkopresis N = 64		Sekundäre Enkopresis N = 62		Total N = 126	
Offen sichtbare schwere Ehekonflikte	23	18,3%	16	12,7%	39	31,0%
Verdeckte Ehekonflikte	20	15,8%	23	18,3%	43	34,1%
Ehe geschieden	13	10,3%	15	11,9%	28	22,2%

2.3.8 Geschwister von Enkopretikern

Die Geschwister von Enkopretikern wurden aufgrund der Angaben in den Krankengeschichten beurteilt. Es zeigt sich, daß bei 18% der Probanden Geschwister psychische Auffälligkeiten zeigten. 2,4% litten ebenfalls an Enkopresis. Schwere Konflikte zwischen den Enkopretikern und ihren Geschwistern (Eifersucht, Rivalität) bestanden in über einem Drittel der Fälle. Dies bestätigt die Befunde von Artner und Castell (1979), die auf die große Bedeutung von Geschwisterrivalität hinwiesen.

2.3.9 Trennung von der Mutter

Bis zum 5. Lebensjahr waren 22% der Probanden länger als einen Monat von der Mutter getrennt. Nach dem 5. Lebensjahr waren es noch 12%. Zwischen der Gruppe der primären und der Gruppe der sekundären Enkopretiker besteht kein signifikanter Unterschied. Dies bestätigt die Befunde von Bellman (1966) sowie Krisch und Jahn (1981), die alle auf die auffallend hohe Zahl von Trennungen von der Mutter bei Enkopretikern hingewiesen haben.

Zur Zeit der Abklärung waren 4% der Probanden in einem Heim und 4% bei einer Pflegefamilie.

2.3.10 Schwangerschaft und Geburt

Die Schwangerschaft von fast einem Viertel der Probanden war unerwünscht gewesen. Dies bestätigt die Feststellung von Keilbach (1977), die in ihren Fallbeispielen zeigt, daß enkopretische Kinder häufig unerwünscht waren und deshalb von den Eltern innerlich eher abgelehnt worden sind als ihre Geschwister.

Bei 11% der Probanden war die Geburt nicht ehelich, vor- oder außerehelich. Hoag et al. (1971) haben darauf hingewiesen, daß Enkopretiker-Kinder of unerwartete Schwangerschaften waren.

2.3.11 Entwicklungsrückstände bei Enkopretikern

7% der Probanden zeigten einen motorischen Entwicklungsrückstand, doppelt so viele einen sprachlichen Rückstand. Bemporad et al. (1978) haben auf gehäufte Sprachschwierigkeiten und Schwierigkeiten in der Körperbeherrschung hingewiesen.

Zwischen der Gruppe der primären und der Gruppe der sekundären Enkopretiker sind keine Unterschiede in bezug auf Entwicklungsrückstände feststellbar.

2.3.12 Organische Störungen

In Tabelle 14 sind die organischen Störungen zusammengefaßt. Nur zu einem kleinen Prozentsatz fanden sich unspezifische EEG-Veränderungen und noch seltener aktive Epilepsien. Die rund 10% der Probanden mit auffälligem EEG sind bedeutend weniger als in der Untersuchung von Bellman (1966), die eine Quote von 21% auffälligen

EEGs feststellte. Andere Autoren (Niedermeyer u. Parnitzke 1963, Krisch 1980a) haben sogar noch häufiger pathologische EEGs bei Enkopretikern festgestellt.

Bei 21% der Probanden wurde ein infantiles psychoorganisches Syndrom oder eine Komponente eines infantilen psychoorganischen Syndroms festgestellt. Auf das gehäufte Vorkommen von POS oder POS-Komponenten haben Krisch (1980) und Keilbach (1977) hingewiesen.

Tabelle 14. Organische Störungen

	Primäre Enkopresis N = 64		Sekundäre Enkopresis N = 62		Total N = 126	
Unspezifische EEG-Veränderungen	6	4,8%	3	2,4%	9	7,2%
Aktive Epilepsie	1	0,8%	2	1,6%	3	2,4%
POS-Komponente	11	8,7%	16	12,7%	27	21,4%

Zwischen der Gruppe der primären und der Gruppe der sekundären Enkopretiker ist kein signifikanter Unterschied feststellbar.

2.3.13 Intelligenz der Enkopretiker

In Tabelle 15 ist die Intelligenzverteilung dargestellt. Diese Befunde unterstützen die Feststellungen der neueren Literatur, daß keine Korrelation zwischen dem Intelligenzquotienten und dem Symptom Enkopresis festgestellt werden kann. Intelligenzquotienten im Bereich der Debilität fanden sich bei 14% der Probanden. IQ-Werte unter 70 wurden keine festgestellt. Der größte Teil der Probanden (58%) zeigt einen IQ-Wert zwischen 90 und 110. Über 27% zeigen einen IQ höher als 110, davon 8% der Probanden einen IQ über 130.

Tabelle 15. Intelligenz

	Primäre Enkopresis N = 64		Sekundäre Enkopresis N = 62		Total N = 126	
40– 70	0		0		0	
70– 90	11	8,7%	7	5,6%	18	14,3%
90–110	40	31,8%	33	26,2%	73	58%
110–130	10	7,9%	15	11,9%	25	19,8%
130	3	2,4%	7	5,6%	10	7,9%

Zwischen den beiden Enkopretiker-Gruppen sind keine signifikanten Unterschiede feststellbar.

2.3.14 Schulische Situation

12% der Enkopretiker hatten wegen Schulschwierigkeiten eine Klasse repetieren müssen. Dies entspricht gut dem Befund von Bellman (1966), die bei 13% der enkopretischen Kinder Schulschwierigkeiten feststellte. 12% der Enkopretiker mußten wegen Schulschwierigkeiten in eine Sonderklasse eingewiesen werden. Auch dieser Prozentsatz entspricht der Untersuchung von Bellman, wo 13% der Enkopretiker in eine spezielle Klasse für reifungsverzögerte Kinder eingewiesen worden sind.

2.3.15 Das Verhalten der Enkopretiker

Die enkopretischen Kinder wurden fast zur Hälfte als ängstlich, kontaktgestört und depressiv beschrieben. Diese Beschreibung paßt zu der Auffassung von Bellman (1966), die anhand einer vergleichenden Untersuchung mit unauffälligen Kindern gezeigt hat, daß die einkotenden Kinder ängstlicher, weniger offen und weniger kontaktbereit, selbstunsicher und passiver waren als normale Kinder (vgl. Tabelle 16).

Tabelle 16. Verhalten der Enkopretiker (Mehrfachbenennung möglich)

	Primäre Enkopresis N = 64		Sekundäre Enkopresis N = 62		Total N = 126	
Ängstlich	32	25,4%	30	23,8%	62	49,2%
Kontaktgestört	30	23,8%	25	19,8%	55	43,7%
Depressiv	25	19,8%	29	23,0%	54	42,9%
Selbstunsicher	18	14,3%	17	13,5%	35	27,8%
Passiv	17	13,5%	10	7,9%	27	21,4%

Zwischen den beiden Gruppen konnten keine signifikanten Unterschiede festgestellt werden.

2.3.16 Einkoten nachts

Während alle 126 Probanden tagsüber einkoteten oder schmierten, war nur in einem kleinen Teil der Fälle (3,2%) zusätzlich nächtliches Einkoten feststellbar Dabei ist nächtliches Einkoten bei den primären Enkopretikern tendenzmäßig häufiger. Wegen der kleinen Zahlen kann jedoch keine eindeutige Aussage gemacht werden. Daß nächtliches Einkoten vorkommt, wird auch in den Arbeiten von Weissenberg (1926) und Largo et al. (1978) festgestellt.

2.3.17 Enkopresis und andere Symptome

In Tabelle 17 wird das Hauptzusatzsymptom, die Enuresis, dargestellt. In 47,6% wird eine Enuresis (entweder eine primäre oder eine sekundäre) festgestellt. Dieser Prozentsatz liegt im Mittel der Literaturwerte, die zwischen 31% (Levine 1975) und 78% (Schwidder 1951) schwanken.

Tabelle 17. Hauptzusatzsymptom Enuresis

	Primäre Enkopresis N = 64		Sekundäre Enkopresis N = 62		Total N = 126		
Primäre Enuresis	36	28,6%	8	6,4%	44	34,9%	47,6%
Sekundäre Enuresis	2	1,6%	14	11,1%	16	12,7%	
Enuresis nocturna	27	21,4%	15	11,9%	42	33,3%	
Enuresis diurna	23	18,3%	16	12,7%	39	31,0%	

In unserem Krankengut ist die primäre Enuresis dreimal häufiger als die sekundäre. Die primäre Enuresis ist über viermal häufiger bei den primären Enkopretikern, die sekundäre Enuresis siebenmal häufiger bei den sekundären Enkopretikern (Chi^2 = 12,96 ***). In der Gruppe der primären Enkopretiker zeigen 38 Probanden eine Enuresis und 26 keine. In der Gruppe der sekundären Enkopretiker sind es nur 22 mit einer Enuresis und 40 ohne Enuresis. Dieser Wert ist signifikant (Chi^2 7,21 **).

Die Enuresis nocturna ist im gesamten etwas häufiger als die Enuresis diurna. In bezug auf die Enuresis nocturna oder Enuresis diurna lassen sich zwischen den beiden Gruppen der primären und sekundären Enkopresis keine Unterschiede finden.

Die obigen Befunde zeigen, daß die Enuresis das häufigste Begleitsymptom der Enkopresis darstellt. Die Befunde bestätigen die Aussage von Strunk (1976), daß es sich vor allem um eine primäre Enuresis handelt. Seine spezifische Angabe, daß es sich vorwiegend um eine primäre Enuresis diurna handelt, konnte jedoch nicht bestätigt werden, Tagnässen und Nachtnässen war bei uns ungefähr gleich häufig vertreten.

2.3.18 Enkopresis und andere Begleitsymptome

In Tabelle 18 sind die wichtigsten Begleitsymptome in der Reihenfolge ihrer Häufigkeit dargestellt.

Tabelle 18. Andere Nebensymptome (Mehrfachbenennung möglich)

	Primäre Enkopresis N = 64		Sekundäre Enkopresis N = 62		Total N = 126	
Schlafstörungen	20	15,9%	26	20,6%	46	36,5%
Naschen	16	12,7%	18	14,3%	34	27,0%
Eßstörungen	15	11,9%	18	14,3%	33	26,2%
Lügen	14	11,1%	17	13,5%	31	24,6%
Stehlen	14	11,1%	16	12,7%	30	23,8%
Obstipation	10	7,9%	7	5,6%	17	13,5%
Tics	9	7,1%	7	5,6%	16	12,7%
Andere körperliche Sympt.	5	4,0%	9	7,1%	14	11,1%
Streunen, Weglaufen	5	4,0%	8	6,4%	13	10,4%
Kopfschmerzen	5	4,0%	3	2,4%	8	6,4%
Stottern	3	2,4%	4	3,2%	7	5,6%
Adipositas	4	3,2%	2	1,6%	6	4,8%
Zündeln, Spiel mit Feuer	0	0	3	2,4%	3	2,4%
Suiziddrohungen	1	0.8%	1	0.8%	2	1,6%
Mutismus	1	0,8%	1	0,8%	2	1,6%

Bei all diesen Begleitsymptomen konnten keine signifikanten Unterschiede zwischen der Gruppe der primären und der Gruppe der sekundären Enkopretiker gefunden werden.

Die oben erwähnten Begleitsymptome sind auch in der Literatur immer wieder beschrieben worden (Strunk 1976, Nissen 1971, Hoag et al. 1971, Bemporad et al. 1971, Keilbach 1977).

Bellman (1966) hat in einer Vergleichsstudie zwischen enkopretischen und nicht enkopretischen Kindern signifikant mehr nervöse Symptome bei den Enkopretikern festgestellt (als nervöse Symptome bezeichnete sie: Nahrungsverweigerung, Nägelbeißen, Stehlen, Schule-Schwänzen, Schlafstörungen, Onanieren, Wutausbrüche, Bauchschmerzen, Kopfschmerzen, Negativismus).

Krisch und Jahn (1981) stellen im Vergleich zwischen enkopretischen und enuretischen Kindern signifikant mehr Schlafstörungen bei den Enkopretikern fest.

In bezug auf die Frage der Obstipation unterstützen unsere Befunde die Untersuchung von Bellman (1966), die feststellte, daß Obstipation in der Gruppe der Enkopretiker nicht signifikant häufiger war als in der Kontrollgruppe. Das Symptom der Obstipation war in unserem Untersuchungsgut auch ähnlich verteilt zwischen den primären und den sekundären Enkopretikern.

Während Keilbach (1977) vermutet, daß sich Enkopresis und das Begleitsymptom Stottern ausschließen, ergibt sich aus unserer Untersuchung, daß doch 5,6% der Enkopretiker Stottern als zusätzliches Symptom aufweisen.

2.4 Vergleichende Untersuchung von Enkopretiker-Kindern mit anderen Krankheitsgruppen

2.4.1 Fragestellung und Methodik

Vergleichende Untersuchungen zwischen Enkopretikern und Kindern mit anderen Symptomen sind in der Literatur selten. Am häufigsten ist der Vergleich mit der Enuresis (Henning 1977, Krisch u. Jahn 1981), wobei die beiden Arbeiten nicht ganz übereinstimmende Resultate brachten.

Eine andere Arbeit (Wolters 1974) vergleicht 46 enkopretische Kinder mit 51 Kindern, die an psychosomatischen Störungen (Bauch- und Kopfschmerzen) litten, und mit einer Gruppe von 21 Kindern, die zur Hämodialyse vorgesehen waren.

In diesem Teil der Arbeit interessiert uns der Vergleich der enkopretischen mit den enuretischen Kindern. Es sollen dabei die Ergebnisse der beiden oben erwähnten vergleichenden Untersuchungen nachgeprüft werden, andererseits sollen neue Vergleichsmöglichkeiten zwischen den beiden Gruppen geschaffen werden.

Um die Gruppe der enkopretischen Kinder noch besser gegenüber anderen Symptomen abgrenzen zu können, wurden zwei weitere Vergleichsgruppen gewählt. Dazu eigneten sich unseres Erachtens Kinder mit einem infantilen psychoorganischen Syndrom perinataler Genese besonders gut, da bei dieser Gruppe die organische Genese klar ausgewiesen war. Daneben interessierte der Vergleich mit einer Gruppe von psychotischen Kindern, da in der Literatur Enkopretiker als schwer gestörte Persönlichkeiten mit teilweise präpsychotischen Zügen dargestellt werden (Anthony 1957).

Für diese Untersuchung standen uns die EDV-gerecht verarbeiteten Angaben über folgende Patientengruppen zur Verfügung:

- 165 enkopretische Kinder mit dem Symptom Enkopresis in der Haupt- oder Nebendiagnose
- 70 enuretische Kinder mit dem Symptom Enuresis in der Hauptdiagnose
- 82 Kinder mit der Hauptdiagnose einer Psychose (beinhaltet Präpsychosen, Entwicklungspsychosen, Mischpsychosen, endogene Depression, manisch-depressive Erkrankung, Schizophrenie)
- 357 Kinder mit der Hauptdiagnose eines infantilen psychoorganischen Syndroms perinataler Genese.

Diese Untersuchung stützt sich auf die EDV-Statistikbätter jedes Probanden.

Um eine bessere Übersicht trotz der verschiedenen Fallzahlen zu ermöglichen, werden zusätzlich zu den absoluten Zahlen stets auch die Prozentzahlen genannt. Die Überprüfung der Ergebnisse wurde nach dem üblichen Verfahren mit den Chi^2-Test vorgenommen. Wo Mehrfachbenennungen möglich waren, wird dies in den Tabellen vermerkt. Das Chi^2 wurde in diesen Fällen berechnet durch Vergleich jedes einzelnen Item zur Summe aller anderen Items.

2.4.2 Geschlechtsverteilung

In Tabelle 19 ist die Geschlechtsverteilung bei den 4 Gruppen dargestellt.

Tabelle 19. Geschlechtsverteilung

	Enkopresis N = 165		Enuresis N = 70		Psychosen N = 82		Perinatales POS N = 357	
Knaben	128	77,6%	47	67,1%	55	67,1%	274	76,8%
Mädchen	37	22,4%	23	32,9%	27	32,9%	83	23,2%

Es können keine statistisch signifikanten Unterschiede gefunden werden. Tendenzmäßig ist aber der Anteil der Mädchen beim Symptom Enuresis und Psychosen deutlich höher und entspricht der oft genannten Geschlechtsverteilung von ca. 1/3 Mädchen zu 2/3 Knaben (Lutz 1967) während sich beim Symptom Enkopresis und perinatales POS die Häufigkeit zugunsten der Knaben verschiebt. Dieser Befund ist aber statistisch nicht signifikant.

2.4.3 Einweisungsgründe

In Tabelle 20 sind die verschiedenen Einweisungsgründe bei den zu vergleichenden Gruppen dargestellt.

Tabelle 20. Einweisungsgründe (Mehrfachbenennung möglich)

	Enkopresis N = 165		Enuresis N = 70		Psychosen N = 82		Perinatales POS N = 357	
Erziehungsschwierigkeiten zu Hause	85	51,5%	13	18,6%	32	39,0%	137	38,8%
Schulschwierigkeiten	43	26,1%	6	8,6%	27	32,9%	193	54,1%
Davonlaufen	1	0,6%	0	0%	2	2,4%	2	0,5%
Kriminelle Handlung	2	1,2%	0	0%	1	1,2%	0	0%
Diagnose	103	62,4%	62	88,6%	53	64,6%	166	46,5%

Im Vergleich zwischen den enkopretischen und den enuretischen Kindern fällt folgendes auf: Enkopretiker werden signifikant häufiger wegen Erziehungsschwierigkeiten angemeldet (Chi^2 21,9 ***) und häufiger wegen Schulschwierigkeiten (Chi^2 9,11 **) als enuretische Kinder.

Im Vergleich der enkopretischen mit den psychotischen Kindern fällt folgendes auf: Es bestehen keine statistisch signifikanten Unterschiede zwischen den beiden Gruppen. Tendenzmäßig werden psychotische Kinder weniger häufig wegen Erziehungsschwierigkeiten, aber etwas häufiger wegen Schulschwierigkeiten angemeldet als Enkopretiker.

Im Vergleich ziwschen Enkopretikern und Kindern mit einem perinatalen POS fällt folgendes auf: Enkopretiker werden signifikant häufiger wegen Erziehungsschwierigkeiten angemeldet (Chi^2 7,97 **). Kinder mit einem perinatalen infantilen POS werden signifikant häufiger wegen Schulschwierigkeiten angemeldet (Chi^2 35,7 ***). Kinder mit einem perinatalen POS werden signifikant seltener wegen der Diagnose an und für sich angemeldet, was verständlich ist, da die Diagnose oft erst im Laufe der kinderpsychiatrischen Abklärung gestellt wird. Es fällt auf, daß 2 Enkopretiker wegen krimineller Handlungen zugewiesen wurden, hingegen kein Kind mit einem perinatalen POS (Chi^2 4,34 *).

Diskussion: Am auffallendsten ist, daß unter allen 4 Gruppen die Enkopretiker am häufgisten wegen Erziehungsschwierigkeiten zu Hause zur kinderpsychiatrischen Abklärung angemeldet werden. Dies ist verständlich, weil einerseits die Sauberkeitserziehung für viele Eltern von Enkopretikern oft ganz im Zentrum der Erziehungsbemühungen steht. Andererseits zeigen Enkopretiker sehr oft zusätzliche Symptome wie Schlafstörungen, Eßstörungen, Lügen, Stehlen u.a. (Strunk 1976, Nissen 1971, Hoag et al. 1971), die zu zusätzlichen Erziehungsschwierigkeiten führen.

Der Vergleich zwischen Enkopretikern und Enuretikern zeigt, daß einnässende Kinder weniger Erziehungsschwierigkeiten bieten und weniger Schulschwierigkeiten haben. Dies bestätigt die Befunde von Henning (1977), der daraus den Schluß gezogen hat, daß Enkopretiker eine schwerer gestörte Patientengruppe sind als Enuretiker.

2.4.4 Gegenwärtiges Milieu

In Tabelle 21 sind die Milieuverhältnisse der 4 Patientengruppen dargestellt.

Tabelle 21. Gegenwärtiges Milieu (Mehrfachbenennung möglich)

	Enkopresis N = 165		Enuresis N = 70		Psychosen N = 82		Perinatales POS N = 357	
Eigene vollständige Familie	113	68,5%	62	88,6%	63	76,8%	267	74,8%
Unharmonische elterliche Ehe	39	23,6%	10	14,3%	16	19,5%	56	15,7%
Eltern uneinig in der Erziehung	27	16,4%	5	7,1%	9	10,9%	45	12,6%
Eltern geschieden oder verwitwet und wiederverheiratet	12	7,3%	2	2,9%	2	2,4%	19	5,3%
Eigene unvollständige Familie	22	13,3%	2	2,9%	7	8,5%	36	10,1%
Stiefeltern	4	2,4%	1	1,4%	0	0%	12	3,4%
Konkubinat	8	4,8%	1	1,4%	1	1,2%	5	1,4%
Adoptivfamilie	2	1,2%	0	0%	3	3,7%	3	0,8%
Pflegefamilie	9	5,4%	2	2,9%	5	6,1%	10	2,8%
Institution	7	4,2%	1	1,4%	5	6,1%	22	6,2%
Unehelich u. vorehelich geboren	16	9,6%	3	4,3%	8	9,7%	25	7,0%

Enuretiker zeigen signifikant häufiger eine eigene vollständige Familie als Enkopretiker (Chi^2 10,4 **). Im Vergleich mit allen Patientengruppen zeigen die Enkopretiker am seltensten eine eigene vollständige Familie.

Bei den Enkopretikern ist der Anteil an unharmonischen elterlichen Ehen mit 23,6% am höchsten, bei den Enuretikern mit 14,3% am niedrigsten. Bei den Kindern mit perinatalem POS findet man signifikant seltener unharmonische elterliche Ehen verglichen mit der Gruppe der Enkopretiker (Chi^2 4,79 *).

Der Anteil der Eltern, die uneinig sind in der Erziehung, ist bei den Enkopretikern mit 16,4% am höchsten, bei den Enuretikern mit 7,1% am geringsten. Ebenso ist der Anteil der Eltern, die geschieden oder verwitwet und wieder verheiratet sind, bei der Gruppe der Enkopretiker am höchsten (7,3%).

Enuretiker kommen signifikant seltener aus einer unvollständigen Familie, verglichen mit Enkopretikern (Chi^2 5,88 *). Enkopretiker zeigen mit 13,3% am häufigsten eine eigene unvollständige Familie, im Gegensatz zu den Enuretikern mit 2,9%.

Folgende Werte sind nicht signifikant und dürfen nur tendenzmäßig berücksichtigt werden: Stiefeltern und Institutionen finden wir am häufigsten bei Kindern mit einem perinatalen POS. Adoptiv- und Pflegefamilien kommen am häufigsten bei der Gruppe der Psychotiker vor. Eltern, die im Konkubinat leben, sind am häufigsten bei der Gruppe der Enkopretiker. Ebenso sind Kinder mit einer Enkopresis oder einer Psychose häufiger unehelich oder vorehelich geboren als Kinder der beiden anderen Gruppen.

Diskussion: Aus den obigen Ergebnissen zeigt sich, daß die Enkopretiker aus einem deutlich schwer gestörten Milieu stammen. Im Vergleich mit den anderen drei Patientengruppen zeigen sie am häufigsten unharmonische elterliche Ehen, Eltern, die uneinig sind in der Erziehung, geschiedene oder verwitwete und wieder verheiratete Eltern und am seltensten eine eigene vollständige Familie. Auf diese belastenden Milieuverhältnisse haben verschiedene Autoren hingewiesen (Wolters 1978, Artner u. Castell 1979, Krisch u. Jahn 1981).

2.4.5 Anzahl der Geschwister

Es wurde die Anzahl der Geschwister verglichen in bezug auf die 4 Patientengruppen. In allen 4 Gruppen sind Patienten mit einem Geschwister prozentual ähnlich verteilt. Diese Aussage trifft auch für Patienten mit zwei Geschwistern zu.

Patienten mit 3 Geschwistern finden wir am häufigsten bei der Gruppe der Enuretiker, am seltensten bei den Kindern mit perinatalem POS. Patienten mit 4 und mehr Geschwistern sind bei allen Gruppen prozentual ähnlich verteilt.

Einzelkinder finden wir mit 30% am häufigsten bei der Gruppe der Psychosen, an zweiter Stelle bei der Gruppe „perinatales POS" (18,5%) und bei der Gruppe der Enkopretiker (17,0%). Im Gesamtkrankengut finden wir ebenfalls 17,0% Einzelkinder. Im Vergleich zwischen der Gruppe der Enkopretiker und der Enuretiker fällt auf, daß bei den Enuretikern signifikant weniger Einzelkinder vorhanden sind (Chi^2 5,0 *). Einzelkinder sind signifikant häufiger in der Gruppe der Psychotiker (Chi^2 5,9 *)als in der Gruppe der Enkopretiker.

Diskussion: Aussagen über Einzelkinder und Geschwisteranzahl müssen vorsichtig interpretiert werden, da sie stark durch den verschiedenen sozialen Hintergrund der Probanden mitbestimmt sind. Im Vergleich zu den Enuretikern zeigt sich zwar eine signifikante Häufung von Einzelkindern bei den Enkopretikern. Im Vergleich zu den Psychotikern finden wir aber signifikant weniger Einzelkinder bei der Gruppe der Enkopretiker. Witzig (1973) hat in seiner Katamnese-Arbeit über schizoidpsychopathische und schizophreniegefährdete Kinder bereits auf den hohen Anteil von Einzelkindern bei den Psychotikern hingewiesen (25%), was in unserem Untersuchungsgut ebenfalls festzustellen ist.

2.4.6 Stellung in der Geschwisterreihe

Es wird zwischen Erst-, Zweit-, Dritt-, Viert- und Fünft- oder später Geborenen unterschieden und auf Zusammenhänge hin untersucht. Es sind keine signifikanten Unterschiede feststellbar. Auch tendenzmäßig lassen sich keine wesentlichen Aussagen machen.

Diskussion: Im Vergleich mit den anderen Patientengruppen finden wir bei den Enkopretikern keine Häufung von Erstgeborenen. Diese Aussage steht im Gegensatz zu den Arbeiten von Hoag et al. (1971), Nurcomb (1972 sowie Krisch und Jahn (1981). Einen sehr hohen Anteil von Erstgeborenen finden wir bei der Gruppe der Psychosen. Dies hat auch Witzig (1973) in seiner Katamnese-Arbeit festgestellt, bei der er 55% Erstgeborene unter seinen Probanden gefunden hat.

Berücksichtigt man die Tatsache, daß auch Bellman (1966) in ihrer Studie keinen Verteilungsunterschied von Ältesten, Mittleren, Jüngsten oder Einzelkindern mit Enkopresis im Vergleich zu einer Kontrollgruppe von gesunden Kindern feststellen konnte, so darf man schließen, daß die Stellung in der Geschwisterreihe keinen maßgebenden Einfluß auf die Entwicklung des Symptoms Enkopresis ausübt.

2.4.7 Persönlichkeit des Vaters

In Tabelle 22 sind die psychischen Auffälligkeiten bei den Vätern der verschiedenen Patientengruppen dargestellt.

Tabelle 22. Psychische Auffälligkeiten bei den Vätern

	Enkopresis N = 165		Enuresis N = 70		Psychosen N = 82		Perinatales POS N = 357	
Infantilismus	2	1,2%	0	0%	0	0%	4	1,1%
Schwachsinn	1	0,6%	0	0%	0	0%	3	0,8%
Neurotische Störungen	32	19,4%	12	17,1%	8	9,7%	29	8,1%
Charakteranomalie	7	4,2%	1	1,4%	3	3,6%	1	0,2%
Endogene Psychose	1	0,6%	0	0%	1	1,2%	1	0,2%
POS + Epilepsie	2	1,2%	0	0%	0	0%	8	2,2%
Alkoholismus	8	4,8%	1	1,4%	2	2,4%	12	3,4%
Kriminalität	2	1,2%	0	0%	0	0%	0	0%
Andere Störungen	7	4,2%	10	14%	9	10,8%	39	10,9%
Gesamtscore	62		24		23		79	

Im Vergleich zu den anderen Patientengruppen zeigen die Väter der Enkopretiker am häufigsten: Infantilismus (1,2%), neurotische Störungen (19,4%), Charakteranomalien (4,2%), Alkoholismus (4,8%), Kriminalität (1,2%).

Bei der Gruppe der Psychosen findet man am häufigsten endogene Psychosen bei den Vätern (1,2%).

Väter von Kindern mit perinatalem POS zeigen im Vergleich mit den anderen Gruppen am häufigsten Schwachsinn, POS und Epilepsie, relativ häufig die Diagnose Infantilismus und Alkoholismus.

Um einen Gesamteindruck von der Beurteilung der Persönlichkeit der Väter zu gewinnen, wurde ein Gesamtscore gebildet, der für jede Patientengruppe angibt, wie häufig im Gesamten psychische Auffälligkeiten genannt worden sind. Dieses Gesamtscore ist signifikant kleiner bei den Vätern der Kinder mit perinatalem POS als bei der Gruppe der Enkopretiker (Chi^2 7,54 **). Der Vergleich des Gesamtscores der Enkopretiker-Gruppe mit der Gruppe der Enuretiker und der Psychosen ergibt keinen signifikanten Unterschied.

Vergleicht man die Gruppe der Enkopretiker,mit den anderen Gruppen, so zeigen sich signifikante Unterschiede in folgenden Bereichen:

- signifikant mehr neurotische Störungen als bei Vätern von Kindern mit perinatalem POS (Chi² 16,14 ***)
- signifikant mehr Charakteranomalien als bei Vätern von Kindern mit perinatalem POS (Chi² 11,74 ***)
- signifikant mehr Kriminalität als bei Vätern von Kindern mit perinatalem POS (Chi² 4,34 *)
- signifkant weniger „andere psychische Störungen" als bei den Enuretikern (Chi² 7,39 **) und der Gruppe der Psychosen (Chi² 4,10 *) und der Gruppe perinatales POS (Chi² 6,27 *).

Diskussion: Die obigen Daten zeigen, daß Väter von Enkopretikern mehr als Väter anderer Patientengruppen durch psychische Störungen (vor allem neurotische Störungen, Alkoholismus, Charakteranomalien, Infantilismus, Kriminalität) belastet sind. Dieser Befund deckt sich mit der Aussage von Krisch und Jahn (1981), daß Enkopretiker aus Familien stammen, deren Eltern psychisch bereits sehr stark belastet sind.

In Tabelle 23 wird die väterliche Erziehungshaltung dargestellt.

Tabelle 23. Erziehungshaltung der Väter

	Ekonpresis N = 165		Enuresis N = 70		Psychosen N = 82		Perinatales POS N = 357	
Autoritär	23	13,9%	5	7,1%	7	8,5%	42	11,8%
Gleichgültig	21	12,7%	2	2,8%	4	4,8%	33	9,2%
Ablehnung	8	4,8%	1	1,4%	2	2,4%	8	2,2%
Überfordernd (Perfektionismus)	19	11,5%	8	11,4%	1	1,2%	27	7,6%
Overprotection	4	2,4%	4	5,7%	2	2,4%	3	0,8%
Verwöhnend	9	6,0%	3	4,2%	5	6,0%	13	3,6%
Überfordert	25	15,1%	3	4,2%	21	25,5%	43	12,0%
Gesamtscore	84		23		21		126	

Im Vergleich zu den anderen Patientengruppen sind prozentual am meisten Väter von Enkopretikern als gleichgültig, autoritär und ablehnend beurteilt worden. Eine überfordernde Haltung finden wir am häufigsten bei der Gruppe der Enkopresis und der Psychosen und eine Overprotection am häufigsten bei der Gruppe der Enuresis. Väter von psychotischen Kindern sind am häufigsten als überfordert betrachtet worden.

Väter von Enkopretikern verhalten sich signifikant häufiger gleichgültig als Väter von Enuretikern (Chi² 5,42 *) und sind signifikant häufiger überfordert als Väter von Enuretikern (Chi² 5,53 *).

Väter von Enkopretikern sind häufiger überfordernd perfektionistisch als Väter von psychotischen Kindern (Chi² 7,80 **). Hingegen sind Väter von psychotischen Kindern signifikant häufiger überfordert als Väter von Enkopretikern (Chi² 3,95 *).

Um einen Gesamteindruck von der erzieherischen Haltung der Väter der verschiedenen Patientengruppen zu bekommen, wurde ein Gesamtscore berechnet, der angibt, wie häufig auffälliges Erziehungsverhalten bei den einzelnen Patientengruppen vorkam. Dabei zeigt sich, daß dieser Gesamtscore bei den Enkopretikern am höchsten und signifikant höher ist als bei der Gruppe der Enuretiker (Chi^2 6,46 *), signifkant höher als bei der Gruppe der Kinder mit perinatalem POS (Chi^2 11,44 ***) und signifikant höher als bei Kindern mit Psychosen (Chi^2 14,35 ***).

Diskussion: Aus der obigen Darstellung ist klar ersichtlich, daß Väter von Enkopretikern ein signifikant stärker gestörtes Erziehungsverhalten ihren Kindern gegenüber haben als Väter von den verglichenen anderen Patientengruppen. Bellman (1966) und Hoag et al. (1971) haben auf die herrisch rigide, kritisierende, sarkastische und extrem beobachtende Erziehungshaltung der Enkopretiker-Väter hingewiesen, was sich in unserem Untersuchungsgut bestätigt.

2.4.8 Persönlichkeit der Mutter

In Tabelle 24 sind die psychischen Auffälligkeiten bei den Müttern der verschiedenen Patientengruppen dargestellt.

Tabelle 24. Psychische Auffälligkeiten bei den Müttern

	Enkopresis N = 165		Enuresis N = 70		Psychosen N = 82		Perinatales POS N = 357	
Infantilismus	8	4,8%	0	0%	0	0%	4	1,2%
Schwachsinn	1	0,6%	0	0%	0	0%	6	1,8%
Neurotische Störungen	61	37,0%	14	20,0%	18	21,9%	84	23,5%
Charakteranomalie	4	2,4%	1	1,4%	2	2,4%	4	1,2%
Endogene Psychose	3	1,8%	0	0%	4	4,8%	3	0,8%
POS + Epilepsie	1	0,6%	0	0%	0	0%	3	0,8%
Alkoholismus	2	1,2%	0	0%	1	1,2%	1	0,3%
Kriminalität	0	0%	1	1,4%	0	0%	1	0,3%
Andere Störungen	21	12,7%	10	14,0%	18	21,9%	49	13,7%
Gesamtscore	101		26		43		165	

Wie bei den Vätern, finden wir auch bei den Müttern von Enkopretikern den größten Anteil an neurotischen Störungen (37,0%). Mütter von Enkopretikern zeigen signifikant mehr neurotische Störungen als die Mütter der enuretischen Kinder (Chi^2 6,51 *), als Mütter von psychotischen Kindern (Chi^2 5,68 *) und als Mütter von Kindern mit einem perinatalen infantilen POS (Chi^2 10,16 **).

Mütter von Enkopretikern leiden häufiger an Infantilismus als Mütter von der Gruppe der perinatalen POS (Chi^2 6,98 **) und als Mütter der Gruppe Psychosen (Chi^2 4,11 *).

POS und Epilepsien sowie Schwachsinn wurden am häufigsten bei Müttern der Gruppe perinatales POS gefunden. Charakteranomalien waren am häufigsten bei den Gruppen Enkopresis und Psychosen zu finden. Endogene Psychosen waren am häufigsten bei Müttern von psychotischen Kindern. Andere psychische Störungen fanden sich am häufigsten bei der Gruppe der Psychosen.

Um einen Gesamteindruck der psychischen Auffälligkeiten der Mütter zu erhalten, wurde ein Gesamtscore ausgerechnet, der aussagt, wie häufig in der Gruppe psychische Auffälligkeiten genannt wurden. Ohne daß signifikante Unterschiede auftraten, kann doch gesagt werden, daß der Gesamtscore, bezogen auf die Zahl N der Gruppen, bei den Enkopretikern am größten ist, gefolgt von der Gruppe Pychosen, perinatales POS und Enuresis.

In Tabelle 25 ist die Erziehungshaltung der Mütter dargestellt.

Tabelle 25. Erziehungshaltung der Mütter

	Enkopresis N = 165		Enuresis N = 70		Psychosen N = 82		Perinatales POS N = 357	
Autoritär	20	12,1%	4	5,7%	2	2,4%	24	6,7%
Gleichgültig	6	3,6%	3	4,2%	4	4,8%	5	1,4%
Ablehnung	12	7,2%	1	1,4%	3	3,6%	17	4,8%
Überfordernd (Perfektionismus)	32	19,3%	11	15,6%	10	12,0%	59	16,5%
Overprotection	20	12,1%	8	11,4%	19	23,2%	46	12,9%
Verwöhnend	15	9,1%	4	5,7%	11	13,4%	28	7,8%
Überfordert	101	61,2%	20	28,6%	40	48,0%	196	54,9%
Gesamtscore	105		31		49		179	

Die Mütter von Enkopretikern zeigen unter allen Gruppen am häufigsten eine Erziehungshaltung, die geprägt ist von Autorität, Ablehnung und Perfektionismus. Die Mütter von Enkopretikern sind signifikant häufiger autoritär als die Mütter der Gruppe der Psychosen (Chi^2 6,33 *) und der Gruppe perinatales POS (Chi^2 4,59 *).

Die Mütter von psychotischen Kindern zeigen signifikant häufiger eine Haltung von Overprotection als die Mütter der Enkopretiker (Chi^2 5,03 *). Ebenso zeigen die Mütter von psychotischen Kindern am häufigsten eine verwöhnende, aber auch eine gleichgültige Erziehungshaltung.

Der Gesamtscore zeigt an, wie häufig auffällige Erziehungshaltungen in jeder Gruppe genannt wurden. Die Gruppe der Enkopretiker steht an der Spitze, gefolgt von der Gruppe Psychosen, perinatales POS, Enuresis. Statistisch sind aber keine signifikanten Unterschiede feststellbar.

Diskussion: Die obigen Daten bestätigen die Feststellung von Krisch und Jahn (1981), die feststellen, daß Eltern von Enkopretikern häufig belastet sind durch psychische Störungen. Ebenso werden die Befunde von Hoag et al. (1971) unterstützt, die die Mütter als ernst, rigid, zwanghaft und feindselig den Kindern gegenüber beschreiben.

Um die Eltern mit ihrer Erziehungshaltung als Gesamtes erfassen zu können, wurden die 4 Gruppen daraufhin untersucht, welche Eltern gesund und erzieherisch unauffällig waren, wo entweder Mutter oder Vater oder beide zusammen neurotisch und erzieherisch auffällig waren. Diese Ergebnisse sind in Tabelle 26 darsgestellt.

Tabelle 26. Persönlichkeit und Erziehungshaltung der Eltern

	Enkopresis N = 165		Enuresis N = 70		Psychosen N = 82		Perinatales POS N = 357	
Eltern gesund und erzieherisch unauffällig	31	18,8%	29	41,4%	18	21,9%	96	26,9%
Mütter neurotisch und erzieherisch auffällig	38	23,0%	6	8,6%	14	17,1%	62	17,4%
Väter neurotisch und erzieherisch auffällig	16	9,7%	6	8,6%	3	3,7%	18	5,0%
Väter oder Mütter neurotisch und erzieherisch auffällig	54	32,7%	12	8,6%	17	3,7%	80	22,4%

Eltern von Enkopretikern sind signifikant seltener gesund und erzieherisch unauffällig als Eltern von Enuretikern (Chi^2 13,25 ***) und als Eltern von Kindern mit einem perinatalen POS (Chi^2 4,02 *).

Mütter von Enkopretikern sind signifikant häufiger neurotisch und auffällig in ihrem Erziehungsverhalten als Mütter von Enuretikern (Chi^2 6,75 **).

Väter von Enkopretikern sind signifikant häufiger neurotisch und auffällig in ihrem Erziehungsverhalten als Väter von der Gruppe perinatales POS (Chi^2 4,02 *).

Väter oder Mütter von Enkopretikern sind häufiger neurotisch und erzieherisch auffällig als Väter oder Mütter von Enuretikern (Chi^2 4,78 *) und als Väter oder Mütter von Kindern mit einem perinatalen POS (Chi^2 4,45 *).

Diskusssion: Es werden hier die schon früher festgestellten Befunde bestätigt, daß nämlich Eltern von Enkopretikern besonders häufig psychisch auffällig sind und besonders häufig ein auffälliges Erziehungsverhalten zeigen. Damit bestätigen unsere Untersuchungen die Angaben der Literatur (Warson 1954, Bellman 1966, Harbauer 1975, Strunk 1976, Keilbach 1977).

2.4.9 Intelligenz

In Tabelle 27 sind die 4 Patientengruppen bezüglich ihrer Intelligenz verglichen.

Tabelle 27. Intelligenz

	Enkopresis N = 165		Enuresis N = 70		Psychosen N = 82		Perinatales POS N = 357	
Debilität	11	6,7%	4	5,7%	3	3,6%	52	14,6%
Imbezillität	2	1,2%	0	0%	2	2,4%	4	1,1%
Idiotie	1	0,6%	0	0%	0	0%	0	0%

Es zeigt sich, daß Debilität am häufigsten in der Gruppe perinatales POS vorkommt (14,6%). In dieser Gruppe ist die Debilität signifikant häufiger als in der

Gruppe der Enkopretiker (Chi² 6,63 **). Bei den übrigen Gruppen sind keine signifikanten Unterschiede feststellbar.

Auch im Bereich Imbezillität und Idiotie sind keine signifikanten Unterschiede zwischen den Gruppen feststellbar.

Diskussion: Diese Angaben unterstützen die Untersuchungen von Hoag et al. (1971), die sich entschieden gegen die Aussage von Shirley (1938) wandten, die bei ihren Enkopretiker-Kindern eine Häufung von Minderbegabten festgestellt hat. Wo Debilität und POS zusammen auftreten, kann nicht ausgesagt werden, ob die Debilität primär ist oder sekundär als Folge eines POS.

2.4.10 Organische Faktoren

In Tabelle 28 ist die Häufigkeit eines infantilen psychoorganischen Syndroms oder der Komponente eines infantilen psychoorganischen Syndroms dargestellt bei den Gruppen Enkopresis, Enuresis und Psychosen. Um eine weitere Vergleichsgruppe zur Verfügung zu haben, wurde noch zusätzlich die Gruppe Dyslexie-Dysorthographie in die Darstellung einbezogen.

Tabelle 28. Infantiles psychoorganisches Syndrom oder Komponente eines POS

	Enkopresis N = 165		Enuresis N = 70		Psychosen N = 82		Dyslexie N = 75	
Allgemeines POS	62	37,6%	3	4,3%	15	18,3%	34	45,3%
Pränataler Genese	26	15,8%	2	2,9%	5	6,1%	6	8,0%
Perinataler Genese	25	15,2%	1	1,4%	4	4,9%	7	9,3%
Postnataler Genese	8	4,8%	0	0%	2	2,4%	3	4,0%
Unbekannter Genese	18	11,0%	1	1,4%	6	7,3%	21	28,0%
Bei essentieller Epilepsie	4	2,4%	0	0%	2	2,4%	0	0%
Bei symptomatischer Epilepsie	2	1,2%	0	0%	0	0%	1	1,3%

Am häufigsten finden wir ein allgemeines infantiles psychoorganisches Syndrom bei der Gruppe Dyslexien mit 45,3%, gefolgt von der Gruppe der Enkopretiker (37,6%), der Gruppe der Psychosen (18,3%) und zuletzt der Gruppe der Enuresis (4,3%).

Enuretiker haben signifikant seltener ein infantiles psychoorganisches Syndrom oder eine Komonente davon als Enkopretiker (Chi² 27,2 ***). Ebenso haben Kinder mit einer Psychose signifikant seltener als Enkopretiker ein infantiles POS (Chi² 9,49 **).

Bei der genaueren Differenzierung fällt auf, daß sowohl die prä-, peri- als auch postnatale Genese bei den Enkopretikern am häufigsten festzustellen war. Enkopretiker haben signifikant häufiger als Enuretiker ein POS pränataler Genese (Chi² 7,79 **) und signifikant häufiger als Kinder mit einer Psychose (Chi² 4,66 *).

Enkopretiker haben signifikant häufiger ein POS perinataler Genese als Enuretiker (Chi² 9,41 **) und als Kinder mit einer Psychose (Chi² 5,58 *).

Ein infantiles POS unbekannter Genese finden wir am häufigsten bei der Gruppe der Dyslexien und am seltensten bei der Gruppe der Enuretiker. Enuretiker haben signifikant seltener als Enkopretiker ein POS unbekannter Genese (Chi^2 5,94 *). Kinder mit Dyslexien zeigen signifikant häufiger ein POS unbekannter Genese als Enkopretiker (Chi^2 11,07 ***). Sonst sind zwischen der Gruppe der Enkopretiker und der Gruppe der Kinder mit Dyslexie, Dysorthographie keine signifikanten Unterschiede feststellbar.

Diskussion: Während Krisch und Jahn (1981) feststellen, daß Hinweise auf eine minimale zerebrale Dysfunktion bei den Einkotern oft, aber nicht häufiger zu finden war als bei den Einnässern, zeigt sich in unserem Untersuchungsgut ein klarer Unterschied in der Häufigkeit. Unsere Ergebnisse stehen auch im Widerspruch zu den Untersuchungen von Bellman (1966) und Strunk (1976), die bei den Enkopretikern keine Häufung von Hirnschädigungen feststellen.

2.4.11 Entwicklungsstörungen

Um der Frage einer organischen Komponente weiter nachzugehen, wurden die Entwicklungsstörungen verglichen zwischen den 4 Patientengruppen (Tabelle 29).

Tabelle 29. Entwicklungsstörungen

	Enkopresis N = 165		Enuresis N = 70		Psychosen N = 82		Perinatales POS N = 357	
Entwicklungsverzögerungen	14	8,5%	1	1,4%	5	6,1%	37	10,4%
Sprachentwicklungsstörungen	22	13,3%	3	4,2%	8	9,8%	81	22,7%
Dyslexie, Dysorthographie	14	8,5%	3	4,2%	1	1,2%	68	19,0%
Motorische Störungen	24	14,5%	1	1,4%	8	9,8%	118	33,1%

Entwicklungsverzögerungen finden wir am häufigsten bei der Gruppe perinatales POS mit 10,4% und am seltensten bei der Gruppe Enuresis mit 1,4%. Enuretiker haben signifikant seltener eine Entwicklungsverzögerung als Enkopretiker (Chi^2 4,10 *).

Auch Sprachentwicklungsstörungen finden wir am häufigsten bei der Gruppe perinatales POS (22,7%) und am seltensten bei der Gruppe Enuresis (4,2%). Im Vergleich zu den Enkopretikern haben Enuretiker signifikant seltener eine Sprachentwicklungsstörung (Chi^2 4,23 *) und Kinder mit einem perinatalen POS signifikant häufiger Sprachentwicklungsstörungen (Chi^2 6,24 *).

Dyslexie und Dysorthographie finden wir verständlicherweise in der Gruppe perinatales POS am häufigsten (19,0%), am seltensten bei den Kindern mit einer Psychose (1,2%). Gegenüber Kindern mit Enkopresis zeigen Kinder mit einer Psychose signifikant seltener Dyslexie oder Dysorthographie (Chi^2 5,07 *) und Kinder mit einem perinatalen POS signifikant häufiger Dyslexie, Dysorthographie (Chi^2 9,51 **).

Motorische Störungen sind mit 33,1% bei Kindern mit perinatalem POS am häufigsten, mit 1,4% bei Enuretikern am seltensten. Im Vergleich zu Enkopretikern zeigen

Enuretiker signifikant seltener motorische Störungen (Chi² 8,9 **) und Kinder mit einem perinatalen POS signifikant häufiger motorische Störungen (Chi² 19,5 ***).

Diskussion: Diese Befunden unterstützen die Aussage von Bemporad et al. (1978), daß Enkopretiker gehäuft an Entwicklungsstörungen leiden, die sich manifestieren in Schlafschwierigkeiten, schlechter Koordination ind Körperbeherrschung. Diese neurologische Unreife bei Enkopretikern wird von Kanner (1953) sowie von Lifshitz und Chovers (1972) bestätigt.

2.4.12 Psychoreaktive Störungen

Um den Vergleich zwischen den verschiedenen Patientengruppen abrunden zu können, wurde die diagnostische Beurteilung im psychoreaktiven Bereich in Tabelle 30 dargestellt. Es wird unterschieden zwischen Verwahrlosung — Verwöhnung — anderen direkt reaktiven Entwicklungen (z.B. Trotzhaltung, direkt depressiven Entwicklungen) — neurotischen Störungen. Dazu wird in der psychischen Symptomatik aufgeteilt in: Ängste, Zwänge und Tics, Depression und neurotische Lern- und Leistungsstörungen. Zusätzlich werden psychosomatische Störungen aufgeführt.

Tabelle 30. Psychoreaktive Störungen (Mehrfachbenennung möglich)

	Enkopretiker N = 165		Enuretiker N = 70		Psychosen N = 82		Perinatales POS N = 357	
Erzieherische, affektive und frühkindliche Verwahrlosung	62	36,7%	6	8,6%	9	11,0%	84	23,5%
Verwöhnung	8	4,8%	1	1,4%	0	0%	7	2,0%
Andere direkt reaktive Entwicklung	28	17,0%	11	14,0%	3	3,7%	48	13,4%
Neurotische Störungen	144	87,3%	52	74,3%	25	30,5%	269	75,4%
Ängste	54	32,7%	16	22,9%	24	29,3%	137	38,4%
Zwänge, Tics	13	7,9%	3	4,3%	15	18,3%	34	9,5%
Depression	50	30,3%	17	24,3%	11	13,4%	103	28,9%
Neurotische Lern- und Leistungsstörungen	51	30,9%	8	11,4%	11	13,4%	140	39,2%
Psychosomatische Symptome	165	100%	70	100%	13	15,9%	151	42,3%

Bei der Gruppe Enkopretiker zeigen sich am häufigsten erzieherische, affektive und frühkindliche Verwahrlosung. Dieser Befund ist signifikant im Vergleich mit der Gruppe der Enuretiker (Chi² 20,11 ***), mit der Gruppe kindliche Psychosen (Chi² 18,92 ***) und mit der Gruppe perinatales POS (Chi² 11,05 **).

Bei der Diagnose Verwöhnung finden wir bei den Enkopretikern ebenfalls den größten prozentualen Anteil, ohne eine Signifikanz gegenüber den anderen Gruppen.

Andere direkt reaktive Entwicklungen (Trotzhaltung, direkt depressive Entwicklung) sind bei den Enkopretikern am häufigsten, gefolgt von den Enuretikern, Kindern mit pränatalem POS und Kindern mit Psychosen. Diese Befunde sind nur signifikant im Vergleich mit der Gruppe Psychosen (Chi² 8,84 **).

Neurotische Störungen (neurotische Züge, Reaktionen oder Persönlichkeitsentwicklungen) finden wir signifikant am häufigsten bei den Enkopretikern (87,3%). Dieser Befund ist signifikant im Vergleich zur Gruppe der Enuretiker (Chi^2 5,99 *), zur Gruppe perinatales POS (Chi^2 9,71 **) und am deutlichsten gegenüber der Gruppe kindliche Psychosen (Chi^2 81,75 ***).

Unter der psychischen Symptomatik finden wir bei den Enkopretikern am häufigsten Ängste, Depression, neurotische Lern- und Leistungsstörungen sowie Zwänge und Tics. Im Vergleich zu den übrigen Patientengruppen sind im Bereich der Ängste keine signifikanten Unterschiede feststellbar. Zwänge und Tics zeigen die Kinder mit Psychosen signifikant häufiger als Enkopretiker (Chi^2 5,91 *).

Depression figuriert mit 30,3% am häufigsten bei den Enkopretikern, gefolgt von den Kindern mit perinatalem POS, Enuretikern und Kindern mit Psychosen. Kinder mit Psychosen haben signifikant seltener eine Depression als Enkopretiker (Chi^2 8,40 **).

Neurotische Lern- und Leistungsstörungen finden wir mit knapp 40% am häufigsten bei der Gruppe perinatales POS, gefolgt von den Enkopretikern, den Kindern mit Psychosen und den Enuretikern. Im Vergleich zu den Enkopretikern haben Enuretiker signifikant seltener neurotische Lern- und Leistungsstörungen (Chi^2 9,92 **), ebenso Kinder mit Psychosen (Chi^2 8,92 **).

Psychosomatische Symptome finden wir definitionsgemäß bei den Enkopretikern und Enuretikern zu 100%, während sie bei der Gruppe perinatales POS und Psychosen signifikant seltener sind (***).

Diskussion: Die obigen Aufstellungen unterstützen die Auffassung von Anthony (1967), Boucharla et al. (1969) und Baird (1974), die der Ansicht sind, daß Enkopretiker in ihrer sozialen, emotionalen und sexuellen Entwicklung schwer behindert sind und daß Enkopretiker eine psychopathologisch schwer gestörte Patientengruppe sind. Im Vergleich zur Gruppe der Enuretiker, Kindern mit Psychosen und Kindern mit perinatalem POS zeigen die Enkopretiker signifikant am häufigsten Verwahrlosungszeichen und neurotische Störungen. Somit darf man aussagen, daß die Enkopretiker als Patientengruppe in ihrem Erscheinungsbild sowohl gehäuft Zeichen von Verwahrlosung als auch Zeichen von neurotischen Störungen aufweisen. Dies ist ein deutliches Unterscheidungsmerkmal zu den Enuretikern, die ebenfalls gehäuft neurotische Störungen zeigen, aber nur in sehr geringem Ausmaß Zeichen von erzieherischer affektiver und frühkindlicher Verwahrlosung.

2.5 Zusammenfassung der vergleichenden Untersuchungen

Häufigkeit des Symptoms. Von den 7857 Patienten, die in der Zeit von 1973–1978 kinderpsychiatrisch abgeklärt worden sind, wiesen 2,1% (165 Patienten) das Symptom Enkopresis entweder in der Haupt- oder Nebendiagnose auf.

Geschlechtsverteilung. Von den 165 enkopretischen Patienten waren 128 Knaben (77,6%) und 37 Mädchen (22,4%). Bezogen auf die Gesamtzahl der 7857 untersuchten Kinder wiesen 1,63% der Knaben und 0,47% der Mädchen das Symptom Enkopresis entweder in der Haupt- oder Nebendiagnose auf.

Altersverteilung. Das Alter der Enkopretiker zur Zeit der Abklärung streut zwischen dem 4. und 16. Lebensjahr. Nach dem 16. Lebensjahr wurden keine Enkopretiker mehr zur Abklärung zugewiesen. Das Altersmittel liegt bei 7,9 Jahren, der Altersgipfel zwischen dem 6. und 8. Lebensjahr.

84% der Mädchen wurden im Alter zwischen 4. und 8. Lebensjahr zur kinderpsychaitrischen Untersuchung zugewiesen, aber nur 60% der Knaben. Hingegen wurden 40% der Knaben im Alter von 9–16 Jahren zugewiesen, aber nur 16% der Mädchen.

Primäre/sekundäre Enkopresis. Primäre und sekundäre Enkopresis-Formen wurden je etwa zur Hälfte gefunden.

Der Beginn der sekundären Enkopresis ist am häufigsten zwischen dem 3 und 8. Lebensjahr. Dann kommt es zu einer Abnehme, und nach dem 13. Lebensjahr trat bei keinem Kind mehr ein Neubeginn einer sekundären Enkopresis auf. Die größte Häufigkeit des Auftretens der sekundären Enkopresis liegt bei 6 Jahren.

Zwischen primärer und sekundärer Enkopresis wurden keine signifikanten Unterschiede gefunden, außer:

- Primäre Enkopretiker zeigen signifikant häufiger eine zusätzliche Enuresis als sekundäre Enkopretiker (**).
- Die primäre Enkopresis tritt bei Kindern von gelernten und ungelernten Arbeitern doppelt so häufig auf wie die sekundäre Enkopresis (**). Bei Kindern von Angestellten und Beamten sind dreimal mehr sekundäre Enkopresis-Formen zu finden als primäre (**).

Einkoten/Kotschmieren. Obschon dieser quantitative Unterschied sehr oft schwierig zu differenzieren ist, erwies sich das Einkoten als sehr viel häufiger (63%) als das Kotschmieren (37%).

Enkopresis und andere Symptome. In 48% findet sich als Begleitsymptom eine Enuresis. Die primäre Enuresis ist dreimal häufiger als die sekundäre. Primäre Enkopretiker zeigen signifikant häufiger eine Enuresis als sekundäre. Enuresis nocturna ist etwas häufiger (41%) als Enuresis diurna (39%).

Als weitere Begleitsymptome finden sich in über einem Drittel der Fälle Schlafstörungen, in ca. einem Viertel der Fälle Naschen, Eßstörungen, Lügen, Stehlen. Es folgen dann in der Reihenfolge der Häufigkeit folgende Symptome: Obstipation, Tics, andere körperliche Symptome, Herumstreunen, Kopfschmerzen, Stottern.

Organische Faktoren bei Enkopretikern. Bei 21% der Probanden findet sich ein infantiles psychoorganisches Syndrom oder Komponente eines POS. Bei 10% sind EEG-Veränderungen feststellbar. Im Vergleich von Enkopretikern mit einer Gruppe von Enuretikern und Kindern mit Psychosen zeigt sich, daß sowohl die prä, peri- wie auch postnatal bedingten POS bei den Enkopretikern signifikant häufiger vorkommen.

Entwicklungsrückstände. 7% der Enkopretiker zeigen motorische Entwicklungsrückstände, 14% einen sprachlichen Entwicklungsrückstand. Im Vergleich zu den Enuretikern haben Enkopretiker signifikant häufiger Entwicklungsverzögerungen, Sprachentwicklungstörungen und motorische Störungen.

Intelligenz und schulische Situation. Unter den Enkopretikern fand sich ein Proband mit einem IQ unter 70. 14% der Probanden zeigten einen IQ zwischen 70 und

90, 58% einen IQ zwischen 90 und 110. 27% wiesen einen Intelligenzquotienten über 110 auf. Die Beurteilung der Intelligenz muß mit Vorsicht aufgenommen werden, da nicht in allen Fällen vergleichbare Intelligenztests durchgeführt worden sind. Im Vergleich mit den enuretischen Kindern zeigen die Enkopretiker eine signifikante Häufung von Oligophrenien. 12% der Enkopretiker mußten eine Schulklasse repetieren, 12% mußten in eine Sonderklasse eingewiesen werden.

Zuweisung zur kinderpsychiatrischen Abklärung. Im Vergleich zum Gesamtkrankengut wurden die Enkopretiker häufiger von Privatärzten, Spitälern und Polikliniken angemeldet als von Eltern.

Als Einweisungsgründe für kinderpsychiatrische Abklärung lagen bei einem Viertel Schulschwierigkeiten, bei gut der Hälfte der Probanden Erziehungsschwierigkeiten und bei knapp zwei Dritteln der Kinder das Symptom Enkopresis im Vordergrund.

Trennung der Enkopretiker von ihren Müttern. Bis zum 5. Lebensjahr waren 22% der Probanden zumindest einmal länger als einen Monat von ihren Müttern getrennt. Nach dem 5. Lebensjahr waren es noch 12% der Enkopretiker, die mindestens einmal länger als einen Monat von der Mutter getrennt waren.

Zur Zeit der Abklärung lebten knapp 5% der Probanden in einem Heim und knapp 5% in einer Pflegefamilie.

Milieuverhältnisse. Diese Angaben müssen insofern relativiert werden, als sie stark vom subjektiven Urteil der verantwortlichen Fachpersonen abhängen. Im Vergleich zum Gesamtkrankengut zeigen die Enkopretiker häufiger eine eigene vollständige Familie, dabei aber häufiger eine unharmonische elterliche Ehe, und die Eltern sind häufiger uneins in der Erziehung.

Auch im Vergleich mit anderen Patientengruppen (Enuresis, Psychosen, perinatales POS) finden sich bei den Enkopretikern am häufigsten unharmonische elterliche Ehen, geschiedene oder verwitwete und wiederverheiratete Eltern und Eltern, die uneinig sind in der Erziehung.

Bei fast einem Drittel der Enkopretiker fanden sich offene, sichtbare schwere Ehekonflikte bei den Eltern und in zusätzlich einem Drittel verdeckte Ehekonflikte. Bei 22% der Probanden waren die Eltern geschieden.

Bei fast einem Viertel der Probanden war die Schwangerschaft überraschend gekommen und war unerwünscht. 11% der Probanden waren unehelich, vor- oder außerehelich geboren.

Im Vergleich mit dem Gesamtkrankengut zeigt sich, daß Enkopretiker-Kinder häufiger unehelich und prozentual doppelt so häufig vorehelich geboren sind.

Geschwister von Enkopretikern und Stellung in der Geschwisterreihe. Bei den von uns untersuchten Enkopretikern ist keine Häufung von Erstgeborenen oder Einzelkindern feststellbar. In bezug auf Anzahl Geschwister und Stellung in der Geburtenreihe bestehen zwischen den Enkopretikern und dem Gesamtkrankengut keine signifikanten Unterschiede.

Geschwister von Enkopretikern zeigen in 18% der Fälle ebenfalls psychische Auffälligkeiten. Bei 2,4% der Probanden litt ebenfalls ein Geschwister an Enkopresis.

Schwere Konflikte in bezug auf Geschwistereifersucht und Geschwisterrivalität bestand in über einem Drittel der Fälle.

Persönlichkeit und Erziehungshaltung der Eltern. Die Validität dieser Daten muß aus verschiedenen Gründen (siehe 2.1.2) eingeschränkt werden. In über einem Viertel der Fälle wurde ein Elternteil als psychisch krank bezeichnet (Alkoholismus, Psychosen, Depressionen oder andere Störungen, die eine psychiatrische Behandlung oder Hospitalisation notwendig machten).

Bei fast drei Viertel aller Fälle von Enkopretikern wurde ein Elternteil als psychisch auffällig betrachtet. In zwei Fällen hatte ein Elternteil selbst in der Jugend an Enkopresis gelitten. Väter und Mütter der primären Enkopretiker zeigten in bezug auf Persönlichkeit und Erziehungshaltung keine Unterschiede zu den Eltern von sekundären Enkopretikern.

Väter von Enkopretikern sind mehr als Väter anderer Patienten (Enuresis, Psychosen, perinatales POS) durch psychische Störungen belastet, vor allem: neurotische Störungen, Alkoholismus, Charakteranomalien, Infantilismus und Kriminalität. Die Väter von Enkopretikern zeigen ein signifikant stärker gestörtes Erziehungsverhalten als Väter anderer Patienten.

Neurotische Störungen sind bei Vätern von Enkopretikern signifikant häufiger als bei der Gesamtpopulation, und sie zeigen häufiger eine gleichgültige Erziehungshaltung.

Väter von Enkopretikern sind häufig herrisch-rigide in der Erziehungshaltung (36%), und sehr häufig sind sie abwesend oder an der Familie uninteressiert (55%).

Mütter von Enkopretikern sind häufiger als Mütter anderer Patienten (Enuresis, Psychosen, perinatales POS) durch psychische Störungen belastet, vor allem: durch neurotische Störungen, Infantilismus, Charakteranomalien. In der Erziehungshaltung sind sie häufiger autoritär, perfektionistisch und ablehnend als Mütter der anderen Patientengruppen.

Die Mütter von Enkopretikern zeigen signifikant häufiger neurotische Störungen und Infantilismus als Mütter des Gesamtkrankengutes.

Bei knapp 40% der Probanden wurden die Mütter als ängstlich und unsicher beschrieben, bei 45% waren die Mütter mit ihrer persönlichen Situation unzufrieden.

Psychodiagnostische Beurteilung der Enkopretiker. Im Vergleich der Enkopretiker mti Enuretikern, Kindern mit Psychosen und Kindern mit perinatalem POS zeigen die Enkopretiker signifikant häufiger erzieherische, affektive und frühkindliche Verwahrlosung.

Neurotische Störungen (neurotische Züge, Reaktionen oder Persönlichkeitsentwicklungen) sind signifikant am häufigsten bei der Gruppe der Enkopretiker.

Unter der psychischen Symptomatik finden sich bei den Enkopretikern am häufigsten Ängste, Depression, neurotische Lern- und Leistungshemmungen sowie Zwänge und Tics.

3 Katamnestische Studie

3.1 Ziel der Katamnese

Es sollen möglichst viele Kinder, die in einem bestimmten Zeitabschnitt im Kinderpsychiatrischen Dienst abgeklärt worden sind, nachuntersucht werden. In den bisher veröffentlichten neueren Arbeiten ist nur ein relativ kleiner Teil der Patienten katamnestisch erfaßt worden, und die Rückweisungsrate war hoch (Probst et al. 1980).

Es wird Wert gelegt auf eine differenzierte Darstellung der Ausgangsstichprobe und eine eingehende Beschreibung der Entwicklung der Probanden und der verschiedenen Symptome. Um möglichst auch Veränderungen in der Gesamtfamilie erfassen zu können, wurde eine relativ kurze Katamnesedauer gewählt. Dadurch konnte auch der Einfluß von verschiedenen, nicht erfaßbaren Entwicklungsdimensionen kleiner gehalten werden (z.B. Einflüsse von altersabhängigen Entwicklungsprozessen).

Im speziellen sollen in dieser Arbeit Antworten auf folgende Fragestellungen gewonnen werden:
- Entwicklung der Enkopresis und der Begleitsymptome
- Auftreten von neuen Symptomen
- Schulische Entwicklung
- Unterschiede zwischen primärer und sekundärer Enkopresis
- Unterschiede zwischen Einkoten und Schmieren
- Unterschiede zwischen enkopretischen Knaben und Mädchen
- Bedeutung von POS-Komponenten
- Bedeutung des Sozialstatus
- Bedeutung des Faktors Obstipation
- Bedeutung der Faktoren Therapie und Plazierung

Zusätzlich sollen in der katamnestischen Untersuchung folgende *Hypothesen* geprüft werden:[1]

1. Da das enkopretische Kind gefangen ist in einer über-engen, ambivalenten Bindung zur Mutter, ist die Prognose für die Weiterentwicklung günstiger, wenn sich das Kind aus dieser engen Bindung zur Mutter lösen kann.
2. In Familien mit einem enkopretischen Kind finden sich als zentrale Problematik: ein gestörter Umgang mit Aggression, ein gestörter Umgang mit Abgrenzung, eine gestörte Autonomie-Entwicklung. Die Prognose für die Weiterentwicklung ist günstiger, wenn sich in der Gesamtfamilie und/oder beim Kind ein oder mehrere dieser Problempunkte lösen lassen.

---
[1] Diese Hypothesen sind aufgrund der bisherigen Erfahrungen mit Enkopretikern in Zusammenarbeit mit Herrn med. pract. G. Giovanoli und Herrn lic. phil. Th. Behren aufgestellt worden, für deren Mithilfe hier herzlich gedankt sei

3. Das Symptom der Enkopresis ist der Ausdruck einer schweren familiären Krise. Deshalb muß die Unterstützung und Beratung der Eltern als Hauptverantwortliche für die Behebung dieser Krisensituation das zentrale therapeutische Anliegen sein.

3.2 Methodik

Aus allen Patienten, die 1973/74/75 poliklinisch im Kinderpsychiatrischen Dienst des Kantons Zürich untersucht worden sind, wurden diejenigen Kinder ausgewählt, die in der Haupt- oder Nebendiagnose „Enkopresis" aufwiesen.

Als Ausschlußkriterien galten:

— organische Ätiologie der Enkopresis
— Oligophrenie mittleren und schweren Grades.

Definition der Katamnese-Gruppe

Von den 76 Kindern mit Enkopresis, die 1973—75 abgeklärt worden waren, konnten alle in die Studie aufgenommen werden. Von den 76 Kindern waren 68 Schweizer und 8 Ausländer.

Von den 76 Probanden waren 35 mit dem Katamnese-Gespräch einverstanden. 29 waren nicht bereit zu einem persönlichen Interview, waren aber einverstanden, bei einem telefonische Gespräch mitzumachen. Bei den 12 Rückweisungen handelt es sich um: 4 Fremdarbeiter-Familien, die in ihr Heimatland zurückgekehrt sind, 5 Probanden, die trotz intensiver Nachforschungen nicht mehr ausfindig gemacht werden konnten, 3 Probanden, die jedes Gespräch, sowohl telefonisch wie auch persönlich verweigerten.

Die 35 Probanden, die am persönlichen Katamnese-Gespräch teilnahmen, machen 46% aus. Mit 29 Probanden konnten in längeren Telefongesprächen die Fragen des halb-standardisierten Katamnese-Fragebogens besprochen werden (das sind 38%). Total konnten 64 Probanden (84,2%) der Ausgangsstichprobe erfaßt werden.

Geschlecht. Von den 64 Probanden, die in die Katamnese einbezogen werden konnten, sind 13 weiblichen und 51 männlichen Geschlechts. Das entspricht einem Anteil von 20% Mädchen und 80% Knaben — eine Verteilung, die gut mit unseren früher beschriebenen Untersuchungen übereinstimmt.

Alter bei Abklärung. Im Mittel liegt das Alter zum Zeitpunkt der kinderpsychiatrischen Abklärung bei 8 Jahren (vgl. Tabelle 31). Damit werden die Probanden unserer Untersuchungsgruppe im Durchschnitt zwei Jahre früher kinderpsychiatrisch abgeklärt als Probst (1980) in seiner katamnestischen Studie angibt.

Alter bei Katamnese. Im Mittel liegt das Alter der Probanden zum Zeitpunkt des Katamnese-Gesprächs bei 15,1 Jahren (vgl. Tabelle 31).

Katamnese-Dauer. Die mittlere Katamnese-Dauber beträgt 7 Jahre mit einer Standard-Abweichung von knapp einem Jahr (vgl. Tabelle 31).

Tabelle 31. Altersverteilung und Katamnese-Dauer

	M	SD	SB	N
Alter bei poliklinischer Abklärung (Jahre)	8,0	2,5	4–16	64
Alter bei Katamnese (Jahre)	15,1	2,7	11–22	64
Katamnese-Dauer (Jahre)	7	1,0	5–10	64

M = arithmetisches Mittel, SD = Standard-Abweichung, SB = Streubereich,
N = Anzahl der Probanden

Bei 25 Patienten lag eine primäre, bei 38 Patienten eine sekundäre Enkopresis vor. Bei einem Probanden konnten darüber weder aus den Akten noch aus dem Gespräch eindeutige Angaben erhoben werden.

Die Restgruppe von 12 Probanden, die nicht in die Katamnese-Arbeit einbezogen werden konnte, stimmt in den oben beschriebenen Merkmalen mit der Katamnese-Gruppe gut überein, außer daß sie einen höheren Anteil an Fremdarbeitern enthält, nämlich 33% im Gegensatz zu 6,3% bei der Katamnese-Gruppe. Im übrigen war durch die Rückweisung keine Veränderung der Stichprobe feststellbar.

Durchführung. Die Symptomatik der Probanden zur Zeit der Abklärung wurde aus den Krankengeschichten entnommen. Die Entwicklung der Probanden in der Zwischenzeit sowie die Gesamtsituation der Probanden zum Zeitpunkt der Katamnese wurde bei allen mittels eines halb-standardisierten Fragebogens erhoben. Die persönlichen Katamnese-Gespräche wurden mit dem Probanden und einem oder beiden Elternteilen sowie in einigen Fällen mit einem oder mehreren Geschwistern der Probanden durchgeführt.

Die Katamnese-Gespräche wurden im Sommer 1981 durchgeführt und dauerten in der Regel 1 1/2 Stunden [2].

Zur Erfassung der familiendynamischen Gesichtspunkte zum Zeitpunkt der Katamnese wurde mit 28 Probanden der „Familien-Skulptur-Test" (Wille 1982) durchgeführt.

Alle statistischen Auswertungen der Daten wurden mit dem *Statistical Analysis System* durchgeführt [3].

3.2.1 Methodenkritik

Die Verallgemeinerbarkeit der Auswahl der Fälle dieser katamnestischen Untersuchung ist derselben Einschränkung unterworfen, die unter 2.1.2 beschrieben worden ist, da die Probanden zu derselben Patientengruppe gehören.

---

[2] 15 persönliche und 13 telefonische Katamnese-Gespräche waren von Herrn G. Giovanoli im Rahmen seiner medizinischen Dissertation durchgeführt worden, für dessen Mitarbeit herzlich gedankt wird

[3] Für die statistischen Programme und Berechnungen, die freundlicherweise von Herrn lic. phil. P. Scheidegger ausgeführt worden sind, sei an dieser Stelle herzlich gedankt

Obschon durch die Gruppe der Rückweisungen keine wesentliche Veränderung der Stichprobe nachgewiesen werden konnte, ist doch eine gewisse Verzerrung der Stichprobe durch den hohen Anteil an Fremdarbeiter-Kindern bei der Rückweisungsgruppe festzustellen.

Die Aussagekraft dieser katemnestischen Untersuchung wird eingeschränkt durch folgende Faktoren:

Die Probanden sind in den Jahren 1973/74/75 vor allem anhand psychoanalytischer Modellvorstellungen untersucht und beschrieben worden. Es fanden sich in den Krankengeschichten wenig Hinweise auf familiendynamische Zusammenhänge. So mußte man sich bei der Beurteilung der Ausgangssituation (vor allem bei der Beurteilung der weichen Daten wie Ehesituation, Familiensstruktur, Beziehung der Probanden zu den Eltern) auf indirekte Hinweise aus den Krankengeschichten beschränken.

Nur 46% der Probanden waren bereit zu einem persönlichen Gespräch, das selbstverständlich verläßlichere Angaben erbringen konnte als ein telefonisch durchgeführtes, halb standardisiertes Gespräch. Ebenso waren in den beiden verschiedenen Settings nicht gleich viele Daten erfaßbar.

Die katamnestischen Untersuchungen sind nicht von einer Person allein durchgeführt worden. Von den 35 persönlichen Katamnesegesprächen hat der Autor deren 20 und von den 29 telefonischen Gesprächen deren 16 persönlich durchgeführt. Der Rest ist von einem medizinischen Assistenten erhoben worden. Um die Vergleichbarkeit der Ergebnisse der beiden verschiedenen Interviewer zu verbessern, wurde versucht, den subjektiven Unterschied der Datenerhebung mit Rollenspiel, Probe-Interviews mit gleichzeitiger Video-Aufnahme und anschließenden Besprechungen zu minimalisieren.

Um die Beurteilung verschiedener weicher Daten möglichst zu objektivieren, haben beide Untersucher sich an gleiche Beurteilungskriterien gehalten. Dadurch konnte die Subjektivität der Beurteilung der folgenden Faktoren reduziert, aber trotzdem nicht ausgeschlossen werden: Dies betrifft vor allem die Beurteilung der Eheprobleme (verdeckte, offene, keine Eheprobleme) – die Beurteilung der Familienstruktur – die Beurteilung der Begleitsymptome – die Beurteilung der Veränderung der Begleitsymptome – die Beziehung der Probanden zu den Eltern.

3.3 Beschreibung der Ausgangsstichprobe zum Zeitpunkt der Abklärung

3.3.1 Geschlechtsverteilung

Von den 64 Probanden waren 51 (80%) Knaben und 13 (20%) Mädchen. Zwischen diesen beiden Gruppen zeigten sich keine statistisch signifikanten Unterschiede.

Tendenzmäßig wird aber deutlich, daß Mädchen, die einkoteten, das Symptom weniger häufig zeigten als Knaben. Von den 9 Mädchen, die einkoteten, waren es 3, die das Symptom täglich zeigten (verglichen mit 29 Knaben). 6 Mädchen koteten einmal pro Woche oder seltener ein (verglichen mit 5 Knaben). Bei der Gruppe der Kotschmierer konnten diese Unterschiede nicht festgestellt werden.

3.3.2 Sozialstatus

In dieser Studie werden die Probanden in drei soziale Schichten eingeteilt. Es zeigt sich folgende Verteilung:

- 22 Probanden (34,4%) gehören zur Gruppe der selbständig Erwerbenden, leitenden Beamten oder Angestellten.
- 16 Probanden (25%) gehören zur Gruppe der Angestellten und Beamten.
- 26 Probanden (40,6%) gehören zur Gruppe der gelernten und ungelernten Arbeiter.

Die Verteilung auf diese drei sozialen Schichten entspricht gut den früher erhobenen Befunden.

3.3.3 Familienzusammensetzung

Zum Zeitpunkt der Abklärung lebten:
- 49 Probanden zusammen mit Vater und Mutter
- 7 Probanden zusammen mit der Mutter allein
- 3 Probanden zusammen mit Mutter und Stiefvater
- 3 Probanden zusammen mit Pflegeeltern
- 1 Proband zusammen mit Vater und Stiefmutter
- 1 Proband in einem Heim

Bei 6 Probanden hatten sich die Eltern 1–5 Jahre vor der Abklärung scheiden lassen, bei weiteren 3 Probanden hatten sie sich getrennt. Bei 3 Probanden war der Vater kurz vor der Abklärung verstorben. Es bestand also bei 12 Probanden (19%) eine unvollständige Familie infolge Scheidung, Trennung oder Tod eines Elternteils.

3.3.4 Eheprobleme

Über die ehelichen Verhältnisse der Eltern von 2 Probanden konnten keine Aussagen gemacht werden. Bei den Eltern der restlichen 62 Probanden wurden folgende Befunde erhoben:

In 23 Fällen verdeckte Eheprobleme = 37%
In 19 Fällen offene Eheprobleme = 31%
In 20 Fällen keine Eheprobleme bekannt = 32%

Diese belastenden Milieuverhältnisse konnten bereits in unseren früheren Untersuchungen festgestellt werden (vgl. Kapitel 2.3.7).

3.3.5 Struktur

Aufgrund der Angaben in den Krankengeschichten über die Erziehungshaltung der Eltern wurde versucht, die Probanden in zwei Gruppen einzuteilen. Es ergab sich eine Gruppe (mit 25 Probanden = 39%), die Familien umfaßt mit zu wenig Struktur, die also Tendenzen zur erzieherischen Verwahrlosung aufweisen.

Daneben ergab sich eine Gruppe (mit 39 Probanden = 61%) mit einer überstrukturierten, rigiden und zwanghaften Erziehungshaltung der Eltern.

3.3.6 Symptomatik

Enkopresis

- 43 Probanden (= 67%) zeigten ein *Einkoten,* davon der größte Teil täglich mindestens einmal, nämlich 32 Probanden). Einmal wöchentlich koteten 9 Probanden ein, 2 davon seltener, aber mindestens einmal pro Monat.
- 26 Probanden (= 33%) wiesen ein *Kot-Schmieren* auf, davon der größere Teil täglich mindestens einmal (16 Probanden), 6 Probanden mindestens einmal wöchentlich und 4 Probanden mindestens einmal pro Monat.
- 5 Probanden zeigten sowohl ein Einkoten als auch ein Kot-Schmieren.

Diese Zahlen über das Verhältnis von Einkoten zu Kot-Schmieren stimmen gut mit unseren früher erwähnten Untersuchungen überein (vgl. Kapitel 2.3.4). Ebenso bestätigt sich, daß das Einkoten bei den sekundären Enkopretikern gut doppelt so häufig vorkam wie das Kot-Schmieren, während diese Verteilung bei den primären Enkopretikern ungefähr gleich war.

Bei der Gruppierung in *primäre/sekundäre Enkopresis* zeigten sich folgende Resultate: Bei einem Probanden konnte weder aufgrund der Krankengeschichte noch durch das Gespräch eine klare Zuteilung gemacht werden. 25 Probanden (40%) zeigten eine primäre, 38 Probanden (60%) eine sekundäre Enkopresis.

Obstipation

Bei 25 Probanden (40% wurde eine Verstopfung (nicht einmal täglich Stuhlgang) zur Zeit der Abklärung angegeben. Bei einem Probanden konnten keine genauen Angaben erhoben werden, und 38 Probanden (60%) zeigten keine Obstipation.

Enuresis

30 Probanden (47%) zeigten eine *Enuresis nocturna.* Davon näßte der größte Teil (24 Probanden) täglich, 5 Probanden mindestens einmal wöchentlich und 1 Proband seltener ein. Von den 30 Bettnässern waren 20 primäre und 10 sekundäre Enuretiker.

30 Probanden (47%) wiesen eine *Enuresis diurna* auf. Davon näßten die meisten (21 Probanden) täglich die Hosen, 6 Probanden mindestens einmal pro Woche und 3 Probanden seltener. Es handelt sich um 17 primäre und 13 sekundäre Tagnässer.

Weitere Begleitsymptome

Als zusätzliche Begleitsymptome wiesen rund 65% aller Probanden sowohl Ängste, Lern- und Leistungsstörungen sowie Kontaktstörungen auf. Über den Grad der Störungen gibt Tabelle 32 Auskunft.

Tabelle 32. Übersicht über Begleitsymptome bei 64 Enkopretikern (Mehrfachgenennung möglich)

	Wenig ausgeprägt	Mittel ausgeprägt	Stark ausgeprägt	Total	
Ängste	8	22	11	41	64%
Lern- und Leistungsstörungen	11	23	8	42	66%
Kontaktstörungen	7	21	12	40	62%
Andere Symptome	16	32	7	55	86%

Weitere Symptome zeigten 86% der Patienten. Es handelt sich dabei vor allem um Schlafstörungen (22mal genannt), Eßstörungen (7mal), Lügen und Stehlen (7mal), Jähzornsausbrüche (7mal), Tics oder Jactatio (6mal). Je zweimal genannt wurden: Herumstreunen, Kopfschmerzen, Trennungsschwierigkeiten.

Geschwister-Eifersucht

Zur Zeit der Abklärung bestand in 40 Fällen (62,5%) eine Geschwister-Eifersucht. Diese war bei 27 Probanden stark, bei 13 Probanden mäßig ausgeprägt.

3.3.7 Beziehung der Probanden zu den Eltern

Von den 64 Probanden, deren mittleres Alter bei 8 Jahren lag, waren 44 sehr eng an ihre Mutter gebunden und 11 mittelstark. 6 Probanden waren eher distanziert zur Mutter. Bei 3 Probanden konnte keine Einteilung vorgenommen werden.

Die Bindung an den Vater war nur bei 12 Probanden sehr eng, bei 24 mittelstark und bei 25 distanziert. Bei 3 Probanden konnte keine Einteilung vorgenommen werden.

3.3.8 Intelligenz

Von den 64 Probanden wiesen nur 4 einen Intelligenzquotienten zwischen 80 und 90 auf (6%). 44 zeigten einen IQ zwischen 90 und 110 (69%) und 16 einen IQ-Wert von über 110 (25%).

Diese Werte bestätigen, daß bei den Enkopretikern keine gehäuften Intelligenzmängel feststellbar sind.

3.3.9 Infantiles psychoorganisches Syndrom

Ein infantiles psychoorganisches Syndrom oder eine für die Gesamtsituation des Patienten maßgebende Komponente zeigten 19 Probanden (30%).

3.4 Ergebnisse

Aus der Bearbeitung der Ausgangsstichprobe sind zum Teil neue und wichtige statistische Ergebnisse hervorgegangen. Sie sollen in einem ersten Teil dargestellt werden, wobei nur die statistisch signifikanten Resultate aufgeführt werden.

In einem zweiten Teil werden die Veränderungen der Probanden und deren Symptome, soweit sie mit unseren Methoden erfaßbar waren, dargestellt.

In einem dritten Teil wird der Zustand der Probanden zum Zeitpunkt der Katamnese beschrieben, und es wird geprüft, ob Faktoren gefunden werden können, die einen maßgebenden Einfluß auf die Besserung der Symptomatik ausgeübt haben.

3.4.1 Statistische Ergebnisse bezogen auf die Ausgangsstichprobe

In Tabelle 33 werden die Ergebnisse dargestellt, die beim Vergleich zwischen der Gruppe der primären mit der Gruppe der sekundären Enkopretiker gewonnen wurden. Es zeigt sich, daß, wenn primäre Enkopretiker eine Enuresis nocturna haben, dies immer eine primäre ist. Bei den primären Enkopretikern ist die primäre Enuresis diurna ebenfalls eindeutig häufiger als die sekundäre. Die sekundären Enkopretiker hingegen haben, wenn sie eine Enuresis haben, häufiger eine sekundäre. Diese Daten sind hochsignifikant, wobei die statistischen Daten für die Enuresis nocturna nur beschränkt verwendet werden dürfen, da die Zahlen für den Chi^2 an der untersten Grenze liegen. Deshalb sind diese Ergebnisse in Klammern dargestellt worden.

Bei der Gruppe der primären Enkopretiker ist die Zahl der Probanden mit einem infantilen POS oder einer entsprechenden Komponente signifikant höher als bei den sekundären Enkopretikern. 44% der primären Enkopretiker weisen ein POS oder eine entsprechende Komponente eines POS auf. Aus diesem Befund kann geschlossen werden, daß bei den primären Enkopretikern eine leichte diffuse Hirnschädigung einen wesentlich größeren Bedeutungsgehalt hat als bei den sekundären Enkopretikern.

Tabelle 33. Vergleich zwischen primären und sekundären Enkopretikern

	Primäre Enkopresis	Sekundäre Enkopresis	Chi^2	Wahrscheinlichkeit
Primäre Enuresis nocturna	11	8	(9,327)	(0,0023)
Sekundäre Enuresis nocturna	0	10		
Primäre Enuresis diurna	11	5	5,992	0,0144
Sekundäre Enuresis diurna	3	10		
POS + Komponente	11	7	4,834	0,0279
Keine POS-Komponente	14	31		

3.4.2 Veränderung der Milieuverhältnisse

a) Scheidung der Eltern

Nach dem Zeitpunkt der Abklärung ließen sich die Eltern von 14 Probanden (= 22% der Gesamtgruppe) scheiden, und zwar der Großteil (9 Probanden) im Jahr der Abklärung oder im folgenden Jahr.

Von den *Müttern* gingen 5 eine neue Ehe ein, 4 davon noch im Abklärungsjahr. 6 Mütter zogen mit ihren neuen Partnern ins Konkubinat, die Hälfte davon im Abklärungsjahr oder im darauf folgenden Jahr.

Bei den *Vätern* waren es nur 2, die eine Neu-Heirat eingingen, und zwar beide im gleichen oder folgenden Jahr der Abklärung. 7 Väter zogen mit ihrer Partnerin ins Konkubinat.

Diese Zahlen machen deutlich, wie die Symptomatik Enkopresis sowie die darauf folgende Abklärung sehr oft in eine Zeit großer familiärer Spannung, Auseinandersetzung und Veränderung fällt. Diese Krisenphase in der psychosozialen Situation wird noch klarer, wenn man sieht, daß von den 5 Müttern, die eine Neu-Heirat eingingen, 4 sich noch im selben Jahr, in dem Abklärung und Scheidung stattfanden, vermählten.

Betrachtet man die gesamte Zeitspanne bis zum Katamnese-Gespräch, so sind bei 26 Probanden (41%) unvollständige Familien vorhanden: 23mal durch Scheidung, 3mal durch Tod eines Elternteils. Diese hohe Zahl von broken-home-Familien liegt nahe am Ergebnis von Probst et al. (1980), die einen Anteil von 50% broken-home-Situationen gefunden haben.

b) Beziehung zu den Eltern

Im folgenden soll versucht werden, eine Veränderung in der Beziehung zwischen den Probanden und ihren Eltern darzustellen. In Tabelle 34 und 35 wird die Beziehung vom Probanden zur Mutter und zum Vater gezeigt, und zwar zum Zeitpunkt t 1 (Zeitpunkt der Abklärung) verglichen mit dem Zeitpunkt t 2 (Zeitpunkt des Katamnese-Gesprächs).

Tabelle 34. Beziehung vom Probanden zur Mutter

	Zeitpunkt t 1	Zeitpunkt t 2
Sehr eng	44	23
Mittel	11	19
Distanziert	6	14
Keine Angaben möglich	3	8

Tabelle 35. Beziehung vom Probanden zum Vater

	Zeitpunkt t 1	Zeitpunkt t 2
Sehr eng	12	12
Mittel	24	20
Distanziert	25	17
Keine Angaben möglich	3	15

Wie aus den Tabellen 34 und 35 zu ersehen ist, hat während der Katamnese-Zeit eine gewisse Ablösung der Probanden von der Mutter und eine leichte Besserung der Beziehung zwischen dem Probanden und dem Vater stattgefunden. Es fällt aber auf, daß über 1/3 der Probanden auch zum Zeitpunkt t 2 (bei einem mittleren Alter von 15,1 Jahren) noch sehr eng an ihre Mutter gebunden ist.

c) Beziehung zu den Geschwistern

Bei den 40 Probanden, die zum Zeitpunkt der Abklärung eine Geschwister-Eifersucht aufwiesen, zeigte sich zur Zeit des Katamnese-Gesprächs folgende Veränderung: Bei 6 Probanden war die Eifersucht stärker geworden, bei 17 schwächer, bei 5 gleich geblieben und bei 5 Probanden ganz weggefallen. Von den 7 restlichen Probanden konnten keine genauen Angaben gemacht werden.

3.4.3 Schulische Situation

Von den 64 Probanden hatten 22 (34%) mindestens einmal eine *Klasse repetieren* müssen.
17 Probanden (= 27%) wurden während der Katamnese-Zeit in eine *Sonderklasse* eingewiesen, davon:

12 in eine Sonder-D-Klasse für Verhaltensschwierige, normal Begabte
 6 in eine Sonder-B-Klasse für Lernbehinderte
 1 in eine Sonder-A-Klasse, eine Einschulungsklasse für Kinder mit einer bedingten Schulreife.

Von den 64 Probanden erhielten 21 (d.h. 1/3) einen schulischen *Nachhilfe-Unterricht.*
Wir stellen fest, daß in der rund 7jährigen Katamnese-Zeit bei unseren Enkopretikern ein erstaunlich hoher Prozentsatz von schulischen Sondermaßnahmen getroffen worden ist.
Bei unseren *früheren Untersuchungen* (vgl. Kapitel 2.3.14) waren es zum Zeitpunkt der kinderpsychiatrischen Abklärung 12% der Probanden, die eine Klasse hatten repetieren müssen und 12%, die in eine Sonderklasse eingewiesen worden waren. Dieser Prozentsatz hat sich nun in der Katamnese-Zieit bei den Sonderklassen-Zuweisungen mehr als verdoppelt und bei den Repetitionen fast verdreifacht.
Diese hohen Prozentzahlen von schulischen Sondermaßnahmen sind verständlicher, wenn man berücksichtigt, daß Repetitionen, Rückstellungen und Sonderklassen-Zuweisungen eng mit der broken-home-Situation korrelieren. In einer *Querschnittsuntersuchung des Instituts für Medizinische Genetik der Universität Zürich* bei 11jährigen Schülern des Jahrgangs 1965 der Stadt Winterthur wurden diese Zusammenhänge aufgezeigt. Es sind folgende, interessante Resultate erhoben worden (Schmid 1980):

— Bei 100 schulisch überdurchschnittlich erfolgreichen Kindern fanden sich nur 9% broken-home-Situationen (Gerth 1980).
— Bei 120 bei Schuleintritt zurückgestellten Kindern fand man in 22% der Fälle broken-home-Situationen (Prim 1980).

- Bei 104 repetierenden Schülern wurde in 25% der Fälle eine broken-home-Situation festgestellt (Frey 1980).
- Bei 45 Schülern der Sonderklasse D und bei 38 Schülern der Sonderklasse B wurden je in rund 31% der Fälle broken-home-Situationen gefunden (Bächler 1980).

3.4.4 Veränderung der Symptomatik

a) Einkoten und Schmieren

Bei den 43 Kindern mit Einkoten verschwand das Symptom bei 37 Probanden gänzlich, bei 4 trat eine Besserung, bei einem eine Verschlechterung ein, und bei einem Probanden blieb es in der Stärke gleich.

Bei den 26 Kindern mit Schmieren finden wir in 22 Fällen einen Symptomstopp, in 3 Fällen eine Besserung und in einem Fall ein Persistieren des Symptoms in der gleichen Stärke.

Tabelle 36 gibt Aufschluß darüber, wie viele Jahre nach der Abklärung die Symptome verschwanden.

Tabelle 36. Zeitpunkt der Symptomheilung

Jahre nach Abklärung	0–1	1–2	2–3	3–4	4–5	5–6	6–7	7–8
Einkoten (Zahl der Probanden)	8	7	8	6	2	4	1	1
Schmieren (Zahl der Probanden)	4	6	3	2	3	2	2	0

Es zeigt sich, daß sowohl beim Kotschmieren wie beim Einkoten mehr als die Hälfte aller Probanden nach 3 Jahren symptomfrei ist. Auf der anderen Seite muß man beachten, daß die Symptomatik bei 1/6 der Probanden erst 5–7 Jahre nach Abklärung stoppte. Diese Kinder waren also während 6–8 Jahren (das Jahr der Abklärung eingerechnet) all den schweren sozialen Benachteiligungen ausgesetzt, die Enkopretiker erdulden müssen. 9 Probanden leiden sogar jetzt noch unter der enkopretischen Symptomatik.

Bei den 37 Probanden, die das Einkoten aufgegeben haben, zeigen sich folgende statistischen Werte:

Im Mittel trat der Symptomstopp 2,2 Jahre nach der Abklärung ein. Die Standardabweichung beträgt 1,9 Jahre.

Bei den 22 Probanden, die das Kotschmieren aufgegeben haben, zeigen sich folgende statischen Werte:

Im Mittel trat der Symptomstopp 2,4 Jahre nach der Abklärung ein. Die Standardabweichung beträgt 2 Jahre.

Zwischen Kindern mit Einkoten und solchen mit Kot-Schmieren bestehen also in bezug auf die Dauer des Symptoms nach der Abklärung keine großen Unterschiede.

Tabelle 37 gibt einen Überblick über das Alter der Probanden beim Stopp der Enkopresis (N = 37). 50% dieser Probanden wurde zwischen dem 5. und 10. Lebensjahr sauber, die anderen 50% zwischen dem 11. und 14 Lebensjahr.

Tabelle 37. Alter der Probanden beim Symptomstopp

Alter der Probanden (Jahre)	5	6	7	8	9	10	11	12	13	14
Einkoten (Zahl der Probanden)	2	3	2	4	3	5	6	5	5	2
Schmieren (Zahl der Probanden)	–	1	3	1	2	4	3	4	2	2

Beim Einkoten zeigen sich folgende statistischen Werte:

Im Mittel trat der Symptomstopp im Alter von 10 Jahren ein. Die Standardabweichung beträgt 2,6 Jahre.

Beim Kot-Schmieren zeigen sich folgende statistischen Werte:

Im Mittel trat der Symptomstopp im Alter von 10,4 Jahren ein. Die Standardabweichung beträgt 2,3 Jahre.

Es bestehen also zwischen diesen beiden Gruppen auch in bezug auf das Alter bei Symptomstopp keine wesentlichen Unterschiede.

b) Enuresis diurna, Enuresis nocturna

Von den 30 Probanden, die zum Zeitpunkt der Abklärung eine *Enuresis diurna* aufwiesen, waren 26 zur Zeit des Katamnese-Gesprächs tagsüber trocken. Bei einem Probanden war eine Besserung des Tagnässens eingetreten, bei 2 war die Symptomatik unverändert, und bei einem Probanden konnten keine genaueren Angaben erhoben werden.

Tabelle 38 gibt Aufschluß darüber, wie viele Jahre nach der Abklärung das Tagnässen verschwand. Es zeigt sich, daß fast 2/3 der Probanden 3 Jahre nach Abklärung frei von Tagnässen waren. Die statistischen Werte sind:

Mittelwert = 2,3 Jahre. Standardabweichung = 1,8 Jahre.

Tabelle 38. Stopp der Enuresis

Jahre nach Abklärung	0–1	1–2	2–3	3–4	4–5	5–6	6–7	7–8
Enuresis diurna (Zahl der Probanden)	4	6	6	5	0	3	2	0
Enuresis nocturna (Zahl der Probanden)	3	5	7	2	2	2	1	1

Von den 30 Probanden, die zur Zeit der Abklärung eine *Enuresis nocturna* zeigten, hatten 23 zur Zeit der Katamnese dieses Symptom nicht mehr. Bei 5 Probanden hatte sich die Symptomatik gebessert, bei 2 war sie unverändert geblieben.

Aus Tabelle 38 wird deutlich, daß ebenfalls fast 2/3 der Probanden 3 Jahre nach Abklärung frei von Bettnässen waren.

Tabelle 39 gibt einen Überblick über den Stopp der Enuresis, bezogen auf das Alter der Probanden.

Tabelle 39. Alter der Probanden bei Stopp der Enuresis

Alter der Probanden (Jahre)	5	6	7	8	9	10	11	12	13	14	15
Enuresis diurna (Zahl der Probanden)	1	1	3	2	1	6	9	2	1	–	–
Enuresis nocturna (Zahl der Probanden)	1	2	1	2	3	3	3	4	2	1	1

Etwa die Hälfte der Probanden wurde bis zum 10. Lebensjahr sowohl tags wie auch nachts trocken, die andere Hälfte erst nach dem 11. Lebensjahr.

Es ergeben sich folgende statistischen Werte:

Enuresis diurna: Mittelwert des Alters bei Symptomstopp: 9,7 Jahre, Standardabweichung 2,0 Jahre.

Enuresis nocturna: Mittelwert des Alters bei Symptomstopp: 10,1 Jahre, Standardabweichung 2,7 Jahre.

c) Begleitsymptome

Betrachten wir die Veränderung der häufigsten anderen Begleitsymptome bei Enkopretikern, so ergibt sich folgendes Bild (vgl. Tabelle 40).

Tabelle 40. Veränderung der Begleitsymptome

Zahl der Probanden mit:	Zur Zeit der Abklärung	Symptom verschwunden	Symptom gebessert	Symptom gleich	Symptom verschlechtert
Ängsten	41	16	14	11	0
Lern- und Leistungsstörungen	42	5	25	12	0
Kontaktstörungen	40	7	19	13	1
Anderen Symptomen	55	22	21	10	2

Die Lern- und Leistungs- sowie die Kontaktstörungen sind am seltensten verschwunden. Immerhin sind alle Begleitsymptome in ca. 3/4 der Fälle gebessert oder verschwunden. In ca. 1/4 der Fälle sind die Begleitsymptome (Ängste, Lern-, Leistungs- und Kontaktstörungen sowie andere Symptome, vor allem Schlafstörungen, Eßprobleme, Lügen, Stehlen, Jähzornsausbrüche, Tics und Jactatio) noch gleich stark vorhanden wie zur Zeit der Abklärung.

d) Auftreten von neuen Symptomen

Bei den 64 Probanden sind zwischem dem Zeitpunkt t 1 und t 2 in 52 Fällen neue Schwierigkeiten im Sinne von depressiven oder aggressiven Symptomen aufgetreten.

Depressive Symptome

Bei 39 Probanden traten ein oder mehrere depressive Symptome auf, d.h. bei 61% der Gesamtzahl. Es handelt sich um folgende Symptome:

Kopfschmerzen bei 20 Probanden
depressives Grübeln bei 13 Probanden
Schlafstörungen bei 13 Probanden
Bauchschmerzen bei 6 Probanden
abnorme Müdigkeit bei 5 Probanden
Suizidgedanken bei 2 Probanden
andere depressive Symptome bei 4 Probanden

Die Gruppe derjenigen Probanden, die später depressive Symptome zeigten, wurde statistisch verglichen mit der Gruppe derjenigen Probanden, die später keine depressiven Symptome zeigten. Es ergeben sich dabei statistisch hochsignifikante Ergebnisse in bezug auf die Gruppe der primären/sekundären Enkopretiker (siehe Tabelle 41).

Tabelle 41. Späteres Auftreten von depressiven Symptomen

	Später depressive Symptome	Später keine depressiven Symptome
Primäre Enkopretiker	20	5
Sekundäre Enkopretiker	19	18

Die 37 Probanden mit einer sekundären Enkopresis entwickelten etwa zur Hälfte später depressive Symptome im Gegensatz zu den 25 Kindern mit primärer Enkopresis, die zu 80% später depressive Symptome zeigten. Diese Befunde sind statistisch hochsignifikant: Chi^2 5,247, Wahrscheinlichkeit 0,0220. Man kann annehmen, daß die Gruppe der primären Enkopretiker deutlich schwerer depressiv gestört ist.

Aggressive Symptome

Von den 64 Probanden traten bei 39 später ein oder mehrere aggressive Symptome auf, d.h. bei 60%.

Es handelt sich dabei um:

- aggressives Verhalten gegenüber Erwachsenen bei 27 Probanden
- Stehlen oder Lügen bei 19 Probanden
- aggressives Verhalten gegenüber Kindern bei 14 Probanden
- Weglaufen, Schule schwänzen bei 14 Probanden
- andere aggressive Symptome bei 2 Probanden.

Die Gruppe der 37 Probanden, die später aggressive Symptome zeigten, wurde verglichen mit der Gruppe der 25 Kinder, die später keine aggressiven Symptome zeigten. Wiederum ergaben sich statistisch hochsignifikante Unterschiede in bezug auf die primären/sekundären Enkopretiker (Tabelle 42).

Tabelle 42. Späteres Auftreten von aggressiven Symptomen

	Später aggressive Symptome	Später keine aggressiven Symptome
Primäre Enkopretiker	10	15
Sekundäre Enkopretiker	27	10

Es zeigt sich, daß die Gruppe der primären Enkopretiker später zu 40%, die der sekundären aber zu 73% aggressive Symptome entwickelten. Diese Werte sind statistisch hochsignifikant: Chi^2 6,741. Wahrscheinlichkeit 0,0094.

Damit wird obige Annahme unterstützt, daß es sich bei den primären Enkopretikern eher um eine depressive, bei den sekundären eher um eine aggressive Patientengruppe handelt.

3.4.5 Therapien

Aus den verschiedenen Therapiemöglichkeiten werden bei der Beschreibung unserer Probanden die Verhaltenstherapie, die Familientherapie und die übrigen Therapien (z.B. Maltherapie, Musiktherapie) nicht berücksichtigt, da sie nur in ganz wenigen Fällen (unter 4) zur Anwendung kamen.

a) Einzeltherapie

Einzeltherapie des Patienten wurde am häufigsten, nämlich 32mal vorgeschlagen (bei 50% der Probanden). Einzeltherapie wurde auch sehr häufig gemäß der Empfehlung durchgeführt: bei 29 Probanden, d.h. bei 90%.

Es wurde der Frage nachgegangen, unter welchen Vorbedingungen vor allem eine Einzeltherapie durchgeführt wurde. Es ergab sich ein hochsignifikanter Zusammenhang zwischen den durchgeführten Einzeltherapien und der ehelichen Situation der Eltern, was in Tabelle 43 dargestellt wird.

Einzeltherapie wurde in der Gruppe mit verdeckten Eheproblemen sehr viel seltener durchgeführt als in den Familien mit offenen oder nicht bekannten Eheproblemen (Chi^2 = 8,701, Wahrscheinlichkeit = 0,0129).

Tabelle 43. Ehesituation/durchgeführte Einzeltherapie

	Verdeckte Eheprobleme	Offene Eheprobleme	Keine Eheprobleme bekannt
Einzeltherapie durchgeführt	5	10	13
Keine Einzeltherapie durchgeführt	18	9	7

b) Elternberatung

Elternberatung wurde bei 30 Probanden vorgeschlagen, aber nur in 18 Fällen (also 60%) durchgeführt.

Es zeigen sich große Unterschiede zwischen den Probanden, bei denen ein persönliches Katamnese-Gespräch durchgeführt werden konnte, und denjenigen, die nur zu einem telefonischen Gespräch bereit waren. Tabelle 44 gibt darüber Auskunft.

Tabelle 44. Elternberatung bei persönlichem/telefonischem Katamnese-Gespräch

	Elternberatung vorgeschlagen	Keine Elternberatung vorg.	Elternberatung durchgeführt	Keine Elternberatung durchgeführt
Persönliches Katamnese-Gespräch	13	22	14	21
Telefonisches Katamnese-Gespräch	21	8	4	25

Es zeigt sich klar, daß bei den Probanden, die nicht zu einem persönlichen Gespräch bereit waren, signifikant häufiger eine Elternberatung vorgeschlagen wurde. Diese Eltern sind also als besonders beratungsbedürftig betrachtet worden (Chi^2 = 7,923, Wahrscheinlichkeit = 0,0049). Aber gerade bei diesen Eltern, bei denen eine Behandlung als besonders notwendig erachtet wurde, wurde signifikant häufiger keine Elternberatung durchgeführt (Chi^2 = 5,388, Wahrscheinlichkeit = 0,0203).

Ob die Elternberatung auch wirklich durchgeführt worden ist, hängt zudem eindeutig vom Sozialstatus ab (vgl. Tabelle 45). Am häufigsten war die Elternberatung bei den Angestellten und Beamten durchgeführt worden, gefolgt von der Gruppe ‚Selbständig Erwerbende' und ‚Leitende Beamte oder Angestellte'. Am seltensten wurde die Elternberatung bei den Arbeitern und Hilfsarbeitern durchgeführt (Chi^2 = 6,210, Wahrscheinlichkeit = 0,0448).

Tabelle 45. Angaben über Sozialstatus bei Elternberatung

	Selbständig Erwerbende	Angestellte	Arbeiter
Elternberatung nicht durchgeführt	14	9	23
Elternberatung durchgeführt	8	7	3

3.4.6 Plazierungen

Es wurde untersucht, wie häufig und wie lange in der Katamnese-Zeit Plazierungen außerhalb der Familie durchgeführt worden sind. Es zeigt sich folgendes Bild: 31 Probanden (fast die Hälfte) sind nach der Abklärung mindestens einen Monat von ihren Eltern getrennt worden. Diese 31 Patienten haben insgesamt 52 Plazierungen erlebt, d.h. daß theoretisch im Durchschnitt jeder Patient 1,7mal an unterschiedlichen Orten plaziert worden ist.

Diese 52 Plazierungen verteilen sich auf:

- 28 Heimplazierungen
- 9 Plazierungen bei Pflegefamilien
- 7 Plazierungen in Kinderkliniken
- 6 Plazierungen an sonstigen Plätzen
- 2 Plazierungen in psychiatrischen Beobachtungsstationen.

Bei mehreren Probanden konnten Kombinationen von verschiedenen Plazierungen festgestellt werden, z.B. zuerst Plazierung bei einer Pflegefamilie oder in einer psychiatrischen Beobachtungsstation, gefolgt von einer späteren Plazierung in einem Heim.

22 Probanden sind in ein Heim eingewiesen worden, und zwar 17 Probanden einmal, 4 Probanden zweimal und 1 Proband dreimal.

Dauer der Heimplazierung

Die Dauer der Heimplazierung der 22 Patienten variiert von 3 Monaten bis zu 6 Jahren:

- Bei 5 Probanden dauerte die Heimplazierung zwischen 3 Monaten und einem Jahr.
- Bei 6 Probanden dauerte die Heimplazierung zwischen 1 und 3 Jahren.
- Bei 11 Probanden dauerte die Heimplazierung über 3 Jahre.

Die Hälfte der plazierten Kinder verbrachte über 3 Jahre im Heim, davon 7 Probanden 5–6 Jahre. *Die mittlere Aufenthaltsdauer betrug 3,3 Jahre, mit einer Standardabweichung von 1,9 Jahren..*

Es wurde im speziellen untersucht, bei welcher Probandengruppe am häufigsten eine Heimplazierung durchgeführt worden ist, d.h. auch durchgeführt werden konnte. In Tabelle 46 zeigt sich hochsignifikant, daß Heimplazierungen viel häufiger in Familien mit zu wenig Struktur durchgeführt worden sind, also in Familien, die gehäuft Verwahrlosungszeichen aufwiesen. Im Gegensatz dazu wurden Heimplazierungen in Familien mit zuviel und zu starren Strukturen hochsignifikant seltener durchgeführt (Chi^2 = 11,942, Wahrscheinlichkeit = 0,005).

Tabelle 46. Heimplazierung/Familienstruktur

	Zu wenig Struktur	Zuviel Struktur
Keine Heimplazierung	10	32
Heimplazierung durchgeführt	15	7

3.4.7 Soziale Situation der Familie

Veränderungen in bezug auf Außenkontakte der Familie zu Nachbarn, Freunden, Bekannten, Vereinen: bei 35 Familien sind diese Außenkontakte gleich geblieben, bei 24 Familien (= 38%) sind sie im Verlauf der Katamnese-Jahre stärker und häufiger geworden, und bei 5 Familien (= 8%) haben diese Außenkontakte in Stärke und Häufigkeit abgenommen.

Aus den Katamnese-Gesprächen geht hervor, daß es vor allem die Mütter sind, die noch mehr Außenkontakte möchten: 22mal wurde dies angegeben von den Müttern, nur 8mal von den Vätern.

Die finanzielle Situation hat sich bei 33 Familien gebessert, bei 7 verschlechtert, und bei 24 Familien ist sie gleich geblieben. Zum Zeitpunkt des Katamnese-Gesprächs wird 13mal angegeben, daß finanzielle Schwierigkeiten bestehen.

Die Wohnverhältnisse haben sich bei 19 Familien gebessert, bei 2 verschlechtert und sind bei 43 gleich geblieben. 90% der Befragten gaben an, daß sie mit ihrer Wohnsituation zufrieden seien.

3.5 Beurteilung des jetzigen Zustandes der Probanden

3.5.1 Schule, Beruf, soziale Situation

Je 4 Probanden besuchen heute das Gymnasium und die Sekundarschule, 11 Probanden die Real-, 9 die Oberschule und 19 die Primarschule.

9 Probanden sind in einer Lehre, 2 in einer Anlehre, und 6 arbeiten als Hilfsarbeiter (ohne Lehre oder Anlehre). In Tabelle 47 wird dargestellt, wie sich die Angehörigen der verschiedenen Schichten in bezug auf Schule und Beruf verteilen.

Tabelle 47. Schule, Beruf und soziale Schicht

	I Selbständig Erwerbende (N = 22)	II Angestellte (N = 16)	III Arbeiter (N = 26)
Gymnasium	2	1	1
Sekundarschule	4	0	0
Realschule	3	4	4
Oberschule	3	1	5
Primarschule	6	5	8
Lehre	3	2	4
Anlehre	0	2	0
Hilfsarbeit	1	1	4

Es zeigen sich aus dieser Aufstellung keine signifikanten Unterschiede. Es kann aus unserem zahlenmäßig relativ kleinen Untersuchungsgut also nicht geschlossen werden, daß enkopretische Kinder der verschiedenen sozialen Schichten sich in bezug auf schulische und berufliche Entwicklung klar voneinander unterscheiden.

Hingegen sehen wir aus unseren Daten, daß bei den Enkopretikern die soziale Abwärtsmobilität größer ist als die soziale Aufwärtsmobilität: So finden wir in der Gruppe I 4mal, in der Gruppe II 4mal und in der Gruppe III 5mal einen schulischen/ beruflichen Abstieg gegenüber nur je einem Aufstieg in der Gruppe II und III.

Der Einfluß der Intelligenz auf die jetzige schulische und berufliche Situation ist ebenfalls untersucht worden und ergibt folgende Resultate, die statistisch aber nicht signifikant sind und deshalb nur tendenzmäßig zu interpretieren sind:

Von den 4 Probanden mit einem IQ knapp unter 90 hat einer die Real-, einer die Oberschule besucht und 2 verrichten jetzt eine Hilfsarbeit. Die 16 Probanden mit einem IQ über 110 verteilen sich fast gleichmäßig auf die folgenden Gruppen: Gymnasium, Sekundar-, Real-, Oberschule, Primarschule, Lehre. Diese fast gleichmäßige Verteilung trifft auch für die 44 Probanden mit einem IQ zwischen 90 und 110 zu. Diese Probanden sind aber in der Gruppe Anlehre und Hilfsarbeit sehr viel stärker vertreten.

Man kann also feststellen, daß dem Intelligenzquotienten der Probanden zwar eine wichtige, aber sicher keine absolute Bedeutung zukommt in bezug auf die spätere schulische und berufliche Entwicklung.

Auf die Frage, wie es den Probanden zur Zeit in der Schule oder im Beruf gefalle, antworteten 47 mit „gut", 10 mit „unentschieden" und 7 mit „schlecht". Unsere Probanden stellen sich also zu ihrer schulischen und beruflichen Situation positiver ein als diejenigen von Probst et al. (1980), die zu 1/3 unzufrieden waren. Es muß dabei aber berücksichtigt werden, daß es sich bei Probst um eine längerfristige Katamnese-Studie handelt, bei der die Probanden zum Zeitpunkt der Befragung zwischen 19 und 36 Jahre alt waren.

3.5.2 Heutige Symptomatik

Obstipation

Heute leiden von den 64 Probanden noch 9 (14%) an einer chronischen Verstopfung.

Enuresis diurna

2 Probanden zeigen noch täglich, 1 Proband noch selten eine Enuresis diurna (5%).

Enuresis nocturna

2 Probanden nässen noch jede Nacht, 3 mindestens einmal wöchentlich und 2 seltener das Bett (insgesamt 11%).

Eine Enuresis nocturna und diurna gleichzeitig weisen 2 Probanden auf. Also nässen 2 von den 3 Probanden, die am Tag einnässen, auch nachts ein (= 3% der Gesamtgruppe). Insgesamt weisen also 9 Probanden (14%) eine enuretische Symptomatik auf.

Enkopresis

Eine tägliche Enkopresis ist bei keinem Probanden mehr festzustellen. Aber immerhin zeigen 5 Probanden mindestens einmal wöchentlich und 4 Probanden seltener, aber mindestens einmal pro Monat eine Enkopresis. Also haben 9 Probanden (14%) immer noch Probleme mit der Sauberkeit, und zwar ist bei 3 Probanden ein Schmieren und bei 6 Probanden ein eigentliches Einkoten festzustellen.

Eine Enkopresis und gleichzeitige Enuresis ist bei einem Probanden vorhanden.

17 Probanden (= 26,6%) haben also heute, durchschnittlich 7 Jahre nach der kinderpsychiatrischen Abklärung, noch Probleme mit der Kontrolle ihrer Ausscheidung, sei es, daß sie noch immer eine Enkopresis oder eine Enuresis oder eine kombinierte Störung aufweisen.

Kontaktstörungen

Störungen im Kontakt finden sich heute bei 44 Probanden (= 69%), wobei beim Großteil, 27 Probanden, nur geringe, bei 11 mittelschwere und bei 6 schwere Kontaktstörungen vorhanden sind.

Leistungsstörungen

Ebenfalls 44 Probanden (69%) weisen heute Leistungsstörungen auf, und zwar 27 geringen, 12 mittelschweren und 5 schweren Grades.

Störungen der emotionalen Stimmung

In 54 Fällen werden Störungen des Gestimmt-Seins angegeben (84%), von 33 Probanden geringe, von 20 Probanden mittelstarke und von 4 Probanden starke Stimmungsstörungen. Die Probanden waren insgesamt 2,5mal häufiger depressiv als aggressiv gestimmt.

Zur Beurteilung des heutigen Gesamtzustandes wurden die 64 Probanden in drei Gruppen eingeordnet:

Gruppe I umfaßt die heute unauffälligen Probanden, die weder Störungen in der Kontrolle der Ausscheidung noch Störungen im Bereich Stimmung, Kontakt, Lernen und Leisten, Schule oder Beruf aufweisen. Hier finden wir 18 Probanden, d.h. 28%.

Gruppe II umfaßt 25 Probanden (= 39%) mit einer mittelschweren Störung, z.B. einer persistierenden Enuresis nocturna, mit mittelschweren Störungen im Bereich Stimmung, Kontakt, Lernen und Leisten, Schule oder Beruf.

Gruppe III umfaßt 21 Probanden (33%) mit schweren Störungen, z.B. persistierender Enkopresis oder persistierender Enuresis diurna oder schweren Störungen im Bereich Stimmung, Kontakt, Lernen und Leisten, Schule oder Beruf.

Die in der Literatur oft genannte „uniforme Drittelung" in bezug auf die Prognose finden wir auch hier mit geringen Abweichungen wieder.

3.5.3 Faktoren mit einem Einfluß auf das heutige Zustandsbild

Die Frage, welche Faktoren einen Einfluß auf den heutigen Stand der Probanden ausgeübt haben, soll besonders beachtet werden. Dabei werden zuerst die statistisch signifikanten Ergebnisse dargestellt.

Struktur

Hochsignifikant ist der Befund, daß Enkopretiker aus Familien mit zu wenig Struktur (also Tendenz zur Verwahrlosung) jetzt weniger häufig unauffällig sind. Wir finden bei ihnen jetzt prozentual am häufigsten starke Störungen. Hingegen sind Enkopretiker aus Familien mit zuviel und zu starrer Struktur heute prozentual am häufigsten in der Gruppe I (unauffällig) und am seltensten in der Gruppe III (stark gestört). Diese Befunde sind in Tabelle 48 dargestellt (Chi^2 = 9,048, Wahrscheinlichkeit = 0,010).

Tabelle 48. Heutiger Zustand bezogen auf Struktur

	Gruppe I unauffällig	Gruppe II wenig gestört	Gruppe III stark gestört
Zu wenig Struktur	2	11	12
Zuviel Struktur	16	14	9

Die vergleichende Untersuchung zwischen Art der Struktur und primärer oder sekundärer Form der Enkopresis hat keine signifikanten Befunde ergeben, so daß nicht der Schluß gezogen werden darf, daß primäre Enkopretiker vor allem aus Familien mit zu wenig Struktur und sekundäre Enkopretiker aus Familien mit zuviel Struktur kommen.

Primäre/sekundäre Enkopresis

Von den 25 Kindern mit einer primären Enkopresis sind nur 3 Probanden (12%) jetzt unauffällig, in der Gruppe I. Bei den 38 Kindern mit einer sekundären Enkopresis sind heute 15 unauffällig, d.h. mehr als dreimal soviel (39%).

Bei der Gruppe der primären Enkopretiker sind hingegen 44% heute stark gestört, in Gruppe III – bei den sekundären Enkopretikern sind in dieser Gruppe nur 26%.

Die Befunde sind knapp auf dem 5%-Niveau signifikant (Chi^2 = 5,778, Wahrscheinlichkeit = 0,0556). Tabelle 49 zeigt die detaillierten Zahlen.

Tabelle 49. Heutiger Zustand bezogen auf primäre/sekundäre Enkopresis

	Gruppe I unauffällig	Gruppe II wenig gestört	Gruppe III stark gestört
Primäre Enkopresis	3	11	11
Sekundäre Enkopresis	15	13	10

Heimplazierungen

Kinder, die in Heimen plaziert worden sind, sind heute signifikant seltener in der Gruppe I (unauffällig) zu finden als Kinder, die nie in einem Heim plaziert worden sind.

Aus Tabelle 50 werden die genauen Zahlen ersichtlich, und es wird deutlich, daß von den 5 Kindern, die in mehr als einem Heim plaziert worden sind, keins in der Gruppe I, 4 Probanden in der Gruppe III und nur ein Proband in der Gruppe II zu finden sind. Die Probanden, die in einem Heim plaziert waren, zeigen heute eine deutlich ungünstigere Entwicklung, wobei dieser Befund noch stärker zum Ausdruck kommt bei den Kindern, die in verschiedenen Heimen plaziert worden sind (Chi^2 = 6,302, Wahrscheinlichkeit = 0,0428).

Tabelle 50. Heutiger Zustand bezogen auf Heimplazierung

	Keine Heimplazierung	Heimplazierung	Davon 1mal plaziert	Davon 2–3mal plaziert
Gr. I unauffällig	16	2	2	0
Gr. II wenig auffällig	15	10	9	1
Gr. III stark auffällig	11	10	6	4

Man muß sich hüten, nun die relativ schlechte Entwicklung der Probanden, die heimplaziert waren, der Erziehungsarbeit der Heime anzulasten. Es konnte in unserer Untersuchung vielmehr signifikant nachgewiesen werden, daß eben gerade die Probanden mit den ungünstigsten Voraussetzungen in die Heime kamen, z.B. die Kinder

— aus Familien mit offenen Eheproblemen (signifikant auf dem 5%-Niveau)
— aus Familien mit zu wenig Struktur und Verwahrlosungstendenzen (signifikant auf dem 5%-Niveau).

Sozialstatus

Um weitere vergleichende Untersuchungen durchführen zu können, wurde die Gruppen I und II zusammengenommen und mit der Gruppe III verglichen.

Aus Tabelle 51 wird ersichtlich, daß Kinder von selbständig Erwerbenden und Angestellten signifikant seltener in Gruppe III vertreten sind als z.B. Kinder von Arbeitern und Hilfsarbeitern.

Tabelle 51. Heutiger Zustand bezogen auf soziale Schicht

	Selbständig Erwerbende	Angestellte	Arbeiter
Gr. I und II (nicht oder wenig gestört)	19	11	13
Gr. III (stark gestört)	3	5	13

Bei den selbständig Erwerbenden finden wir 16%, bei den Angestellten 31% und bei den Arbeitern 50% in der Gruppe der stark gestörten Probanden (Chi^2 = 7,171, Wahrscheinlichkeit = 0,0277).

Im Vergleich zwischen Sozialstatus und Struktur kann nachgewiesen werden, daß zwischen diesen beiden Faktoren keine signifikanten Unterschiede festzustellen sind: In der Gruppe der selbständig Erwerbenden sind eindeutig mehr, bei den Arbeitern ebenfalls deutlich mehr Probanden aus Familien mit zuviel Struktur. Bei der Gruppe der Angestellten ist die Hälfte der Familien mit zu wenig und die andere Hälfte aus Familien mit zuviel Struktur.

Durchgeführte Therapien

Es wurde zuerst untersucht, ob der Faktor „Struktur in der Familie" irgendeinen Einfluß auf die Durchführung der Therapien hatte. Es konnten keinerlei diesbezügliche Anhaltspunkte gefunden werden.

Einzeltherapie. Von 29 Probanden, die eine Einzeltherapie erhalten hatten, waren 22 in der Gruppe I und II (76%) und 7 in der Gruppe III (24%).

Von den 35 Probanden, die keine Einzeltherapie erhalten hatten, waren 21 in Gruppe I und II (60%) und 14 in der Gruppe III (40%). Die Probanden ohne Einzeltherapie sind also prozentual 1,7mal häufiger in der Gruppe III vertreten als diejenigen mit Einzeltherapie. Diese Zahlen sind aber statistisch nicht signifikant (Chi^2 = 1,810, Wahrscheinlichkeit = 0,1785).

Elterberatung. Die Eltern von 18 Probanden hatten eine Elternberatung erhalten. Ihre Kinder sind heute zu 17% in Gruppe III und zu 83% in den Gruppen I und II zu finden.

Die Eltern von 46 Probanden hatten keine Elternberatung. Ihre Kinder sind zu 39% in Gruppe III und nur zu 61% in den Gruppen I und II vertreten. Diese Kinder sind also prozentual 2,3mal häufiger in der Gruppe der stark gestörten Probanden vertreten (vgl. Tabelle 52).

Tabelle 52. Heutiger Zustand bezogen auf Elternberatung

	Keine Elternberatung	Elternberatung durchgeführt
Gr. I und II (nicht oder wenig gestört)	28	15
Gr. III (stark gestört)	18	3

Diese Werte sind signifikant auf dem 10%-Niveau (Chi^2 = 2,961, Wahrscheinlichkeit = 0,0853).

Noch deutlicher werden der Wert und die Bedeutung einer therapeutischen Betreuung durch folgende Feststellung (vgl. Tabelle 53): Bei den 18 Probanden, bei denen keinerlei Therapie (weder Einzeltherapie noch Elternberatung noch eine andere Therapieform) durchgeführt worden ist, finden wir die Hälfte der Probanden in der Gruppe III und die Hälfte in der Gruppe I–II.

Bei 46 Probanden wurde eine therapeutische Betreuung durchgeführt wie Einzeltherapie, Elternberatung, Verhaltenstherapie, Familientherapie, Musik- oder Maltherapie. Von diesen 46 Probanden finden wir nur 26% in der Gruppe III, aber 74% in der Gruppe I–II (diese Befunde sind signifikant auf dem 10%-Niveau, Chi^2 = 3,356, Wahrscheinlichkeit = 0,0670).

Tabelle 53. Heutiger Zustand bezogen auf durchgeführte Therapien

	Keine Therapie	Therapie durchgeführt
Gr. I und II (nicht oder wenig gestört)	9	34
Gr. III (stark gestört)	9	12

Zusammenfassend kann gesagt werden: *Der heutige Zustand der Probanden hängt ab von folgenden Faktoren* (Reihenfolge nach Signifikant geordnet):

1. Struktur in der Familie
2. Sozialstatus
3. Heimaufenthalt
4. Primäre/sekundäre Enkopresis
5. Durchgeführte Therapien
6. Durchgeführte Elternberatung
7. Durchgeführte Einzeltherapie

Tendenzmäßig, aber ohne statistische Signifikanz, kann gesagt werden, daß der heutige Zustand der Probanden von folgenden Faktoren abhängt:

– *Zusatzsymptom Enuresis:* Der heutige Zustand der Probanden ist schlechter, wenn zusätzlich eine primäre und nicht eine sekundäre Enuresis vorhanden war.
– *Eheprobleme:* Der heutige Zustand der Probanden ist schlechter, wenn verdeckte und nicht offene Eheprobleme vorhanden waren.
– *Infantiles psychoorganisches Syndrom:* Der heutige Zustand der Probanden ist schlechter, wenn zusätzlich ein infantiles psychoorganisches Syndrom oder eine Komponente eines POS vorhanden war.
– *Intelligenz:* Der heutige Zustand ist schlechter bei Probanden mit einem IQ zwischen 90 und 110 als bei den Probanden mit einem IQ über 110.

Der heutige Zustand ist nach unseren Erhebungen nicht abhängig von:

– Geschlecht
– Häufigkeit und Stärke des Einkotens oder Schmierens
– ob Einkoten oder Kot-Schmieren oder beide Symptome zusammen vorkamen
– ob Verstopfung vorhanden war oder nicht
– ob eine zusätzliche Enuresis vorhanden war oder nicht
– ob eine medikamentöse Therapie durchgeführt worden war oder nicht.

3.5.4 Stellung der Probanden in der Familie

Um einen Einblick in die jetzige Familiendynamik der Probanden zu bekommen, wurde mit insgesamt 29 Probanden ein Familien-Beziehungs-Test durchgeführt. Es wurde dazu der Familien-Skulptur-Test verwendet, bei dem der Proband den Auftrag erhält, mit Hilfe des Sceno-Kastens seine Familie als Skulptur darzustellen. Die Entwicklung, der Ablauf und die Beurteilung dieses Testverfahrens sind vom Autor an anderer Stelle ausführlich beschrieben worden (Wille 1982).

Dieser Beziehungs-Test wurde für den Jetzt-Zustand der Probanden erhoben. Die Ergebnisse der *jetzigen Familienbeziehungen,* wie sie von den Probanden dargestellt worden sind, sind in Tabelle 54 aufgeführt.

Tabelle 54. Familienbeziehungen der Probanden (N = 28, 7 Mädchen, 21 Knaben)

	Vorhanden bei		Nicht vorhanden bei	
	Mädchen	Knaben	Mädchen	Knaben
Enge Beziehung zu Km/Pflm	0	7	7	14
Enge Beziehung zu Kv/Pflv	2	2	6	18
Stellung als Partner	0	5	7	16
Stellung als Binder	1	5	6	16
Eltern zueinander Kontakt	2	3	6	17

Es fällt auf, daß 1/4 der Probanden immer noch eine ausgesprochen enge Beziehung zur Mutter zur Darstellung bringt. Alle diese 7 Probanden sind Knaben. 5 von diesen 7 Probanden stellen sich in einer Situation als Partner der Mutter dar. 5 Knaben und 1 Mädchen zeigen im Familien-Skulptur-Test deutlich ihre Rolle als Binder zwischen den Eltern auf. Sehr ausgeprägt ist die Isolierung zwischen den Eltern (in 82% der Fälle).

Gesamthaft zeigt sich also aus diesem Familien-Beziehungs-Test die Verstrickung der männlichen Probanden mit ihren Müttern und ihre wichtige Rolle als Binder zwischen den beiden Elternteilen. Dies wird besonders verständlich, wenn man beachtet, wie häufig die Eltern untereinander keinen Kontakt hatten.

Besonders wichtig scheinen uns diese Befunde bezogen auf den heutigen Zustand der Probanden. Obschon die Zahlen für statistische Berechnungen zu klein sind, kann tendenzmäßig gesagt werden, daß die Probanden häufiger der Gruppe III (mit starken Störungen) angehören, wenn im Familien-Beziehungs-Test folgende Fakten auftraten:

— enge Beziehung zwischen Proband und Mutter
— Stellung als Partner-Ersatz
— Stellung als Binder zwischen den Eltern
— Eltern zueinander keinen Kontakt.

Neben den früher erwähnten Faktoren, die den heutigen Gesundheitszustand beeinflussen, muß also zusätzlich das familiäre Beziehungsnetz berücksichtigt werden und die Rolle, die der Proband in diesem Netz ausfüllt.

3.5.5 Vergleich zwischen den telefonisch und den persönlich durchgeführten Katamnesen

Zum Schluß soll noch die Frage geprüft werden, ob sich die Probanden, die zum persönlichen Katamnese-Gespräch erschienen waren, signifikant unterscheiden von denjenigen, die nur zu einem telefonischen Katamnese-Gespräch bereit waren.

Wie weiter oben ausgeführt worden ist, haben sich zum persönlichen Katamnese-Gespräch vor allem diejenigen Probanden entschlossen, die eine Therapie oder deren Eltern eine Elternberatung erhalten hatten. Diese Befunde sind hochsignifikant. Man kann vermuten, daß bei diesen Familien einerseits eine solide Vertrauensbasis aufgebaut worden ist, andererseits aber auch ein gewisses Verpflichtungsgefühl vorhanden war, was beides dazu geführt hat, sich zu einem persönlichen Kontrollgespräch zur Verfügung zu stellen.

Zusätzlich unterscheiden sich die beiden Gruppen in folgendem, nicht signifikantem Befund: Bei den 29 Probanden, die telefonisch interviewt wurden, sind mehr Scheidungen festzustellen als bei den 35 Probanden, die zu einem persönlichen Gespräch bereit waren.

Beide Gruppen unterscheiden sich nicht signifikant in bezug auf die heutige Symptomatik und den heutigen Zustand.

3.6 Zusammenfassung

Zusammenfassend sollen die in Kapitel 3.1 gestellten Fragen beantwortet werden. Dabei ist zu berücksichtigen, daß es sich bei unseren Probanden um Patienten handelt, die alle an einer mehr oder weniger schweren Form der Enkopresis gelitten haben und die meist nach einigen erfolglosen Therapieversuchen schließlich im Kinderpsychiatrischen Dienst abgeklärt und behandelt worden sind.

1. Symptomentwicklung

Von 43 Probanden mit Einkoten stoppte diese Symptomatik bei 37, und zwar im Durchschnitt 2,2 Jahre nach der Abklärung (SD 1,9 Jahre), d.h. der Symptomstopp trat bei den Einkotern im Mittel mit 10 Jahren (SD 2,6 Jahre) auf.

Von den 26 Probanden mit Schmieren wurden 22 sauber, und zwar im Mittel 2,4 Jahre nach Abklärung (SD 2 Jahre), d.h. im Mittel in einem Alter von 10,4 Jahren (SD 2,3 Jahre).

Von den 30 Probanden mit einer Enuresis diurna wurden 26 trocken. Der Symptomstopp trat im Mittel 2,3 Jahre nach Abklärung ein (SD 1,8 Jahre), d.h. in einem mittleren Alter von 9,7 Jahren (SD 2,0 Jahre).

Von den 30 Probanden mit einer Enuresis nocturna wurden 23 trocken, und zwar im Mittel 2,5 Jahre nach der Abklärung (SD 2,1 Jahre), d.h. in einem mittleren Alter von 10,1 Jahren (SD 2,7 Jahre).

Die Begleitsymptome (Ängste, Lern- und Leistungsstörungen, Kontaktstörungen und andere Symptome) haben sich in 3/4 der Fälle gebessert oder sind verschwunden, in 1/4 der Fälle sind sie gleich stark geblieben.

2. Auftreten von neuen Symptomen

Bei 60% der Probanden traten im Lauf der Katamnese-Zeit neue, und zwar aggressive, Symptome auf (es handelt sich dabei um aggressives Verhalten gegenüber Erwachsenen oder Kindern, um Lügen, Stehlen, Schule schwänzen, Weglaufen). Solche aggressiven

Symptome traten bei den primären Enkopretikern in 40%, bei den sekundären in 73% auf.

Bei 61% der Probanden traten neue, und zwar depressive, Symptome auf(es handelt sich dabei um: depressives Grübeln, Kopfschmerzen, Schlafstörungen, abnorme Müdigkeit, Bauchschmerzen, Suizidgedanken und andere). Bei den primären Enkopretikern traten solche depressiven Symptome in 80%, bei den sekundären etwa in 50% der Fälle auf.

3. Schulische Entwicklung

In der Katamnese-Zeit haben 34% der Probanden eine Klasse repetiert, 27% wurden in eine Sonderklasse eingewiesen, und 33% haben Nachhilfeunterricht bekommen. Zum Zeitpunkt des Katamnese-Gesprächs besuchten 4 Probanden das Gymnasium, 4 die Sekundar-, 11 die Real-, 9 die Oberschule und 19 die Primarschule. 9 Probanden waren in einer Lehre, 2 in einer Anlehre, und 6 arbeiteten als Hilfsarbeiter (ohne Lehre oder Anlehre).

4. Vergleich zwischen den männlichen und weiblichen Probanden

Wie zu erwarten war, finden wir in unserem Untersuchungsgut sehr viel mehr Knaben als Mädchen. Das Verhältnnis beträgt 4:1.

In den verschiedensten Vergleichen zwischen Enkopretikern männlichen und weiblichen Geschlechts konnten nie signifikante Unterschiede festgestellt werden. Es wurde einzig beobachtet, daß Mädchen tendenzmäßig weniger häufig einkoteten als Knaben. In bezug auf den heutigen Zustand spielt die Geschlechtszugehörigkeit aber keine Rolle.

5. Die Bedeutung des infantilen psychoorganischen Syndroms

Ein infantiles psychoorganisches Syndrom oder eine für die Gesamtsituation der Probanden maßgebende Komponente zeigten 30%. Ein psychoorganisches Syndrom oder eine entsprechende Komponente war bei primären Enkopretikern signifikant häufiger zu finden als bei sekundären Enkopretikern.

Probanden mit einem infantilen psychoorganischen Syndrom zeigen heute tendenzmäßig (ohne statistische Signifkanz) einen schlechteren Allgemeinzustand als Probanden ohne ein infantiles psychoorganisches Syndrom oder eine entsprechende Komponente.

6. Einkoten – Kotschmieren

Kot-Schmieren trat bei 33%, Einkoten bei 67% der Probanden auf. 5 Probanden zeigten beide Symptome kombiniert.

Betrachtet man die statistischen Berechnungen über den Zeitpunkt des Symptomstopps, so können zwischen diesen beiden Gruppen keine wesentlichen Unterschiede festgestellt werden.

Der heutige Zustand der Probanden ist unabhängig von Häufigkeit und Stärke des Einkotens oder Kot-Schmierens und ebenso unabhängig von der Frage, ob es sich um Einkoten oder Kot-Schmieren handelte.

7. Primäre/sekundäre Enkopresis

Bei den 64 Probanden wurde in 40% eine primäre und in 60% eine sekundäre Enkopresis gefunden. Bei den primären Enkopretikern zeigt eine Hälfte ein Einkoten, die andere Hälfte ein Kot-Schmieren. Bei den sekundären Enkopretikern ist das Einkoten doppelt so häufig wie das Kot-Schmieren.

Primäre Enkopretiker haben, wenn sie eine zusätzliche Enuresis aufweisen, alle eine primäre Enuresis nocturna und meist auch eine primäre Enuresis diurna. Die sekundären Enkopretiker haben häufiger, wenn sie eine Enuresis aufweisen, eine sekundäre Enuresis diurna oder nocturna. Aufgrund dieser Feststellung und der Tatsache, daß bei primären Enkopretikern signifikant häufiger ein POS oder eine entsprechende Komponente vorhanden ist als bei sekundären Enkopretikern, muß man annehmen, daß bei den primären Enkopretikern organische Faktoren im Sinne einer neurologischen Unreife einen stärkeren Einfluß ausüben als bei den sekundären Enkopretikern.

Bei den primären Enkopretikern traten im Verlauf der Katamnese-Zeit mehr depressive, bei den sekundären mehr aggressive zusätzliche Symptome auf. Bezogen auf den heutigen Zustand kann man statistisch signifikant aussagen, daß primäre Enkopretiker seltener unauffällig und häufiger noch stark gestört sind als sekundäre.

Man kann aus obigen Befunden schließen, daß es sich bei den primären Enkopretikern um stärker gestörte, eher depressiv gerichtete Probanden handelt und bei den sekundären um weniger stark gestörte, eher aggressiv ausgerichtete Probanden.

8. Obstipation

Bei 40% wurde zum Zeitpunkt der Abklärung eine Obstipation festgestellt. Zum Zeitpunkt des Katamnese-Gesprächs litten aber nur noch 14% an einer chronischen Verstopfung. Es konnte keinerlei Zusammenhang festgestellt werden zwischen Obstipation und heutigem Zustand.

9. Soziale Situation

Bei unseren Probanden wurde in 41% eine broken-home-Situation festgestellt, und in 68% waren offene oder verdeckte Ehekonflikte vorhanden. Die hohe Zahl von broken-home-Situationen wird auch von Probst et al. (1980) erwähnt und erreicht fast den Wert von 47%, den Witzig (1973) für seine schizoid-psychopathischen und Schizophrenie-gefährdeten Kinder angibt. Diese Zahl liegt etwas höher als die 36%, die Ernst und Ernst (1965) bei Untersuchungen von Neurotikern gefunden haben und deutlich höher als die von Bleuler (1972) geschätzten 24%, die in der Zürcher Durchschnittsbevölkerung bis zum 15. Altersjahr eine broken-home-Situation aufweisen.

Im Lauf der Katamnese-Zeit waren die sozialen Abwärtsmobilitäten größer als die Aufwärtsmobilitäten.: Es wurde insgesamt 13mal ein schulisch/beruflicher Abstieg festgestellt gegenüber einem Aufstieg in zwei Fällen.

Obschon während der Katamnese-Zeit eine gewisse Ablösung der Probanden von der Mutter und eine gewisse Annäherung an den Vater festzustellen war, war die Bindung zwischen den Probanden und der Mutter zum Zeitpunkt des Katamnesegesprächs in 1/3 der Fälle noch sehr eng. Dies zeigt sich auch in den durchgeführten

Familien-Skulptur-Tests. Es hat sich dabei gezeigt, daß diejenigen Probanden häufiger in der Gruppe III (stark gestört) auftraten, die folgende Faktoren im Familien-Skulptur-Test zeigten:

— enge Beziehung zwischen Proband und Mutter
— Stellung als Partner
— Stellung als Binder zwischen den Eltern
— Eltern zueinander keinen Kontakt

In bezug auf den Sozialstatus finden wir in Gruppe III (den stark gestörten) die selbständig Erwerbenden am seltensten vertreten, gefolgt von den Angestellten und den Arbeitern.

10. Einfluß der therapeutischen Maßnahmen

Einzeltherapien wurden 32mal vorgeschlagen und davon in 90% durchgeführt. Einzeltherapien wurden bei verdeckten Eheproblemen sehr viel seltener durchgeführt als in Familien mit offenen oder nicht bekannten Eheproblemen.

Elternberatung wurde bei 30 Probanden vorgeschlagen, aber nur bei 18 (60%) durchgeführt. Ob Elternberatung durchgeführt wird oder nicht, hängt vom Sozialstatus ab. Am häufigsten wurde sie bei selbständig Erwerbenden durchgeführt, gefolgt von Angestellten und viel seltener bei Arbeitern.

Betrachtet man den heutigen Zustand der Probanden, so kann ausgesagt werden, daß Probanden, die eine therapeutische Betreuung erhielten, heute deutlich weniger oft stark gestört sind als solche, die keine therapeutische Betreuung hatten.

11. Einfluß der Plazierung

Fast 50% der Probanden wurden während der Katamnese-Zeit plaziert. Es wurden insgesamt 52 Plazierungen durchgeführt, d.h. daß theoretisch jeder plazierte Proband 1,7mal an einem verschiedenen Ort plaziert war. 22 Probanden wurden in ein Heim eingewiesen, 17 Probanden einmal, 4 Probanden zweimal, 1 Proband dreimal. Die Hälfte der Probanden war über drei Jahre in einem Heim. Die mittlere Aufenthaltsdauer betrug 3,3 Jahre. Heimplazierungen wurden signifikant häufiger bei Familien mit zu wenig Struktur, also bei Familien mit Verwahrlosungszeichen durchgeführt. Diese Probanden, die heimplaziert worden sind, kommen aber auch sonst aus Familien mit ungünstigen Voraussetzungen, vor allem aus Familien mit offenen Ehekonflikten. Dies schlägt sich auch in der Beurteilung des heutigen Zustandes nieder: Heimplazierte zeigen eine deutlich ungünstigere Entwicklung als Probanden, die nicht in einem Heim plaziert waren, und solche, die zwei- bis dreimal plaziert waren, nochmals eine wesentlich ungünstigere Entwicklung als die nur einmal Plazierten.

12. Heutiger Zustand

Zum Zeitpunkt des Katamnese-Gesprächs zeigten 14% der Probanden eine Enuresis-Symptomatik.

14% der Probanden zeigten immer noch eine Enkopresis. Eine Enkopresis und Enuresis zusammen wurde bei einem Probanden gefunden. Total haben 26,6% der

Probanden immer noch Probleme mit ihrer Ausscheidungsfunktion, d.h. daß sie entweder eine Enkopresis oder eine Enuresis oder eine kombinierte Störung aufwiesen.

Als weitere Begleitsymptome sind folgende Störungen festgestellt worden, wenn auch zum größten Teil nur leichten Grades: Kontaktstörungen bei 69% der Probanden, Leistungsstörungen bei 69%, Stimmungsstörungen bei 84%.

Der Zustand der Probanden zum Zeitpunkt des Katamnese-Gesprächs ist statistisch signifikant abhängig von folgenden Faktoren: Struktur in der Familie – Sozialstatus – Heimaufenthalt – primäre oder sekundäre Enkopresis – Therapien, die durchgeführt wurden – Elternberatung.

Ebenfalls einen Einfluß, ohne statistische Signifikanz, auf den Zustand beim Katamnese-Gespräch hatten folgende Faktoren: Eheprobleme – Intelligenz – infantiles POS – primäre oder sekundäre Enuresis.

Bei folgenden Faktoren konnte kein Einfluß auf den heutigen Zustand der Probanden nachgewiesen werden: Enuresis – Häufigkeit und Stärke des Einkotens oder Schmierens – Einkoten oder Kot-Schmieren – Verstopfung – medikamentöse Therapie – Geschlecht.

13. Hypothesen-Überprüfung

1. Die erste Hypothese bestätigt sich, indem festgestellt werden konnte, daß zum Zeitpunkt der Abklärung über 2/3 der Probanden eine sehr enge Bindung an die Mutter aufwiesen und diese enge Bindung an die Mutter zur Zeit des Katamnese-Gesprächs immer noch bei 1/3 der Probanden festzustellen war. Im Familien-Skulptur-Test zeigte sich eine ausgeprägte Verstrickung vor allem der männlichen Probanden mit ihren Müttern, wobei diese Probanden gehäuft in der Gruppe III (der Gruppe mit starken Störungen) zu finden waren.

2. Diese Hypothese konnte nicht statistisch überprüft werden. Es zeigte sich aber in den Katamnese-Gesprächen, daß gehäuft sowohl in den Familien der Enkopretiker als auch bei den enkopretischen Probanden selbst Konflikte in den Bereichen Aggression, Abgrenzung und Autonomie-Entwicklung festzustellen waren.

3. Die dritte Hypothese bestätigte sich, indem gezeigt werden konnte, daß das Auftreten des enkopretischen Symptoms sehr oft in eine Zeit großer familiärer Spannung, Auseinandersetzung und Veränderung fiel. Die Wichtigkeit der Elternberatung wurde bestätigt: Kinder, deren Eltern eine Erziehungsberatung erhalten haben, sind zur Katamnese-Zeit signifikant häufiger in der Gruppe der nicht oder wenig gestörten Probanden vertreten als diejenigen Kinder, deren Eltern keine Beratung erhalten haben.

3.7 Kasuistik

In diesem kasuistischen Kapitel wird Wert gelegt auf eine umfassende Darstellung des Probanden, seines ganzen familiären Hintergrundes und seiner Entwicklung vor und nach der kinderpsychiatrischen Abklärung. Es wird verzichtet auf eine kursorische Darstellung einer Vielzahl von Fallbeispielen.

Aus den Lebensläufen unserer 64 Probanden sollen im folgenden zwei ausführlich beschrieben werden. Diese zwei Fallschilderungen wurden so ausgewählt, daß sie das weite Spektrum der verschiedenen Formen der späteren Entwicklung deutlich machen können. Daneben sollen auch verschiedene therapeutische Maßnahmen und deren Auswirkungen gezeigt werden: So zeigt der erste Proband, ein sekundärer Enkopretiker, der sowohl einzel- wie auch familientherapeutisch behandelt worden ist, trotz seiner wechselvollen Geschichte mit ausgeprägten Schulleistungsstörungen heute eine positive Entwicklung.

Der zweite Proband, ein primärer Enkopretiker, leidet trotz verschiedener therapeutischer Maßnahmen (medikamentöse Therapie, psychomotorisch-heilpädagogische Therapie, Heimplazierung) noch heute an einem Kotschmieren und ist in seiner Gesamtentwicklung deutlich retardiert.

Proband I: Andreas K., geboren 1963

Der Vater (KV) war der Sohn eines Milchmannes, der starb, als KV 13 Jahre alt war. Die Großmutter väterlicherseits mußte den eigenen Laden übernehmen und hatte dadurch kaum Zeit für ihre beiden Kinder. KV besuchte die Realschule, absolvierte nie eine Lehre und versuchte sich an verschiedenen Stellen im Verkauf und im Büro. 22jährig ging er eine erste Ehe ein, aus der zwei Kinder hervorgingen. Diese Ehe wurde 1960 wegen Zerrüttung wieder geschieden und die Kinder der Mutter zugesprochen.

Der KV zeigte seit jeher verschiedene somatische Beschwerden und war häufig krank. Er wechselte oft die Arbeitsstelle und ebenso oft seine behandelnden Ärzte. Er litt an ausgeprägten Insuffizienzgefühlen und an einer großen Lebensangst. Zu seinen Kindern aus erster und zweiter Ehe hatte er nur wenig und oberflächlichen Kontakt. Er starb 49jährig an einem Herzinfarkt.

Die Mutter (KM) war das jüngste von 4 Kindern eines autoritären Handwerkers, der sich wenig um seine Familie gekümmert hat. Die Großmutter mütterlicherseits war eine kränkliche und leicht zu kränkende Frau, die sich von ihrem Mann unterdrückt fühlte. Die KM, als verwöhntes Nesthäkchen beschrieben, absolvierte eine kaufmännische Lehre und hatte anschließend Arbeitsstellen im Welschland und in England. Die Mutter wird als einfache, durchsetzungsfähige Frau beschrieben, die sehr viel, aber eher oberflächlich redet und wenig Einfühlungsvermögen zeigt. In der Erziehung sei sie oft inkonsequent.

Ehe. Nach einer Muß-Heirat herrschte von Anfang an eine gespannte eheliche Beziehung. Da der Vater öfters krankheitsbedingt arbeitsunfähig war, mußte die Mutter als Buchhalterin arbeiten, um die schwierige finanzielle Situation der Familie zu verbessern. Der Tod ihres Mannes schien die Mutter nicht sonderlich zu belasten: „Habe keine Zeit und Lust zum Trübsal blasen". Sie fühlt sich seither eher entlastet, da sie auch finanziell mit den Witwen- und Waisenrenten besser gestellt ist als vorher und sich nicht mehr zum Mitverdienen gezwungen fühlt. KM möchte „wieder heiraten und endlich einmal etwas vom Leben haben".

Aus dieser Ehe gingen drei Kinder hervor: Andreas (unser Proband), dann ein Knabe, der wegen einer Hüftluxation lange Zeit im Mittelpunkt der Familie stand und später durch sein Verhalten stark dominierte. Das jüngste Kind war ebenfalls ein Knabe, der als lebhaft und unauffällig beschrieben wird.

Zu Andreas, dem ältesten Sohn, hatte die Mutter die ambivalenteste Beziehung. Sie sah in ihm viele Eigenschaften ihres verstorbenen Mannes wieder und befürchtete, der Knabe „werde auch so wie sein Vater".

Persönliche Anamnese. Die Schwangerschaft und Geburt von Andreas waren unauffällig, die psychomotorische Entwicklung altersgerecht. Keine Schwierigkeiten bei der Sauberkeitserziehung. Der Knabe war sauber und trocken tags und nachts mit 2 1/2 Jahren. Keine ausgeprägte Trotzphase. Die Einschulung erfolgte problemlos. Er konnte sich aber nie recht gegen seine Kameraden oder Geschwister durchsetzen, war scheu und gehemmt. Bei Streitigkeiten wehrte er sich nicht, sondern zog sich weinend zurück. Er naschte viel, konnte nie genug Süßes bekommen. Er hatte immer das Gefühl, zu kurz zu kommen. Vor Ferien oder Examen war er meist sehr aufgeregt und reagierte mit Fieberschüben.

Abklärungsgründe. Etwa 1 1/2 Jahre nach dem Tod des Vaters und zur Zeit des Übertritts von der 3. in die 4. Klasse begann Andreas plötzlich mit Kotschmieren. Daneben war er wieder sehr ängstlich, wollte die Mutter abends nicht weggehen lassen, nahm oft den kleinen Bruder zu sich ins Bett. Er kontrollierte den Ausgang der Mutter und benahm sich so, als ob er der Mutter den Mann ersetzen müsse oder wolle.

Im weiteren klagte die Mutter über folgende Probleme: Viel Lügen, der Mutter Geld stehlen, naschen, sei oft wie blockiert, gäbe bei Schwierigkeiten sofort auf, beschäftige sich dauernd mit der Frage nach dem Tod, leide an starken Schlafstörungen und Schulleistungsstörungen.

Kinderpsychiatrische Befunde. Im Intelligenztest nach Hawik erreichte Andreas einen IQ von 112. Aus dem Benton- und Bendertest ergaben sich keine eindeutigen Hinweise für Gestalterfassungsstörungen. Eine leichte Lese- und Rechtschreibestörung, vor allem Regelfehler, wurden gefunden, aber keine typischen Legstheniefehler.

Aus dem projektiven Test ergab sich folgendes Bild: Empfindsames, scheues, verschlossenes Kind, gestörtes Selbstwertgefühl, mangelnde Geborgenheit bei ausgeprägten Anklammerungsbedürfnissen. Fühlt sich isoliert in der Familie, zeigt Geschwistereifersucht. Ambivalente Beziehung zur Mutter. Starke Einengung im Erleben, Verdrängung von Gefühlen. Allgemeine Entwicklungshemmung. Ödipale Problematik. Starke Ambivalenz zwischen Wunsch nach kleinkindlicher Spielwelt und Erwachsenwerden.

Es wurde folgende *Diagnose* gestellt: direkte und neurotische Reaktionen bei psychasthenischer Komponente. Als therapeutische Maßnahme wurde eine Einzelspieltherapie empfohlen.

Die weitere Entwicklung des Probanden. Andreas besuchte nach der Abklärung während zwei Jahren (bis zu seinem 13. Lebensjahr) eine Einzelspieltherapie. Der Kontakt der Therapeutin mit der Mutter war nur sehr locker.

Das Kotschmieren besserte sich rasch und hörte nach einem Jahr Therapie ganz auf. Im Verlauf des zweiten Therapiejahres besserten sich auch die Schlafstörungen. Die anderen Symptome, insbesondere die ausgeprägten Ängste und die Geschwistereifersucht dauerten auch nach Abschluß der Therapie weiter an. Diese besserten sich erst, als der Patient 1977 einen Hund geschenkt bekam, für den er die Verantwortung übernehmen konnte. Die Einzeltherapie wurde sowohl vom Patienten als auch von der Mutter als sehr positiv beurteilt: Andreas habe „sich endlich einmal öffnen können, sich durchzusetzen gelernt und habe nicht immer alles in sich hineinfressen müssen".

Zwischen dem 14. und 15. Lebensjahr traten aber im Rahmen der pubertären Entwicklung verstärkte Erziehungsschwierigkeiten auf: Andreas begann wiederum, vermehrt zu lügen und zu stehlen, und er zeigte einen starken Leistungsabfall in der Sekundarschule, so daß er die erste Klasse wiederholen mußte.

Die Mutter und ihre drei Söhne entschlossen sich zu einer Familienberatung von 8 Sitzungen, in deren Verlauf erreicht werden konnte, daß Andreas mehr Verantwortung für sein Handeln übernehmen konnte, was seine Entwicklung zur Selbständigkeit unterstützte. Daneben wurde auch erreicht, daß sich ganz äußerliche Faktoren veränderten: Die Mutter begann wieder, einer Teilzeitarbeit nachzugehen. Die finanzielle Situation sowie die Wohnsituation konnten gebessert werden, und die Familie nahm mehr Kontakt nach außen auf.

Da Andreas die Absicht hatte, die Aufnahmeprüfung ins Gymnasium zu versuchen und immer noch eine starke Schwäche im sprachlichen Bereich bestand, wurde ein kombinierter Legasthenie- und Nachhilfeunterricht eingeleitet, den Andreas während eines Jahres besuchte. Der Proband bestand in der Folge die Aufnahmeprüfung ins Gymnasium, war aber den Anforderungen der Probezeit nicht gewachsen. Er beendete seine Schulzeit in der Sekundarschule und trat mit 17 Jahren in eine Drogistenlehre ein.

Heutige Situation. Andreas, jetzt 18 Jahre geworden, steht im 2. Lehrjahr als Drogist. Die Arbeit gefällt ihm gut, in der Gewerbeschule hat er keine Schwierigkeiten. In seiner Freizeit betreibt er Sport und bastelt an seinem Motorfahrrad. Er hat einige gute Freunde, noch keine Freundin. In der Familie kann er sich gut durchsetzen. Er hat klar die Rolle des ältesten Sohnes übernommen, der den anderen Vorbild ist. Sein jüngerer Bruder, mit dem sich der Proband stark verbündet, hat ebenfalls eine Drogistenlehre begonnen. Es ist jetzt der jüngste Sohn, der stärker an die Mutter gebunden ist.

Im *Familienskulpturtest* zeigt sich folgendes Bild: Die Mutter ist bei der Arbeit, der Proband und sein jüngerer Bruder genießen beim Fernsehen den freien Nachmittag. Niemand will mit dem Hund spazieren gehen. Der Proband schickt seinen jüngsten Bruder, weil er zu träge sei und sich ausruhen will.

Im persönlichen Gespräch zeigt sich Andreas als ein spontaner, selbstsicherer junger Mann, der sich gut und differenziert ausdrücken kann. Sowohl im Kontaktverhalten wie auch in seiner Stimmung erscheint er unauffällig.

Diskussion. Wir sehen an diesem Fallbeispiel einige typische, früher schon beschriebene Auffälligkeiten: Der Patient hat keine eigentliche Trotzphase gezeigt. Die Mutter ist dominierend, der Vater schwach, kaum durchsetzungsfähig und in die Kindererziehung wenig involviert. Die Mutter sieht im Patienten deutlich die negativen Aspekte ihres Mannes, die sie stören und gegen die sie sich trotz ihrer Durchsetzungsfähigkeit nicht wehren kann. Sie befürchtet, der Patient werde so schwierig wie ihr Mann, von dem sie durch dessen Tod gerade „erlöst" worden ist. Zur Zeit der Abklärung befindet sich der Proband in einer ausgeprägten Partnerersatzrolle: Er versucht, die Mutter zu schützen und zu stützen und glaubt, nach dem Tod des Vaters, der Mutter den Mann ersetzen zu müssen. Diese Tendenz von Enkopretikern zur Übernahme einer Partnerersatzrolle konnte auch in der katamnestischen Untersuchung mittels des Familienskulpturtests nachgewiesen werden.

Die Kombination einer zweijährigen Einzeltherapie mit einer Phase von Familiengesprächen zum Zeitpunkt der pubertären Ablösung von Andreas und einer zusätzlichen stützenden, therapeutisch ausgerichteten Nachhilfe scheint sich in diesem Fall bewährt zu haben.

Für die positive Entwicklung von Andreas darf die Bedeutung des Hundes nicht unterschätzt werden, den er 1977 geschenkt erhielt. Durch die Übernahme der Verantwortung und der Erziehung dieses Tieres gelang es ihm, einen Großteil seiner inneren Ängste und Ambivalenzen zwischen Kleinbleiben und Großwerden zu verarbeiten. Zudem bekam er als Besitzer dieses für die ganze Familie wichtigen und geliebten Haustieres plötzlich eine neue Stellung in der Familie. Auf die Bedeutung von Haustieren im familiendynamischen Gleichgewicht hat Klosinski (1979) in seiner Arbeit hingewiesen. Bei Andreas sehen wir, daß sich parallel zur Anschaffung des Hundes vor allem die depressiven Symptome besserten, die mehr aggressiv getönten Symptome aber stärker wurden. Man darf annehmen, daß der Aufbau einer engen Beziehung zu seinem Lieblingstier Andreas zusätzlich zu den therapeutischen Bemühungen geholfen hat, sich aus seiner Partnerersatzbindung zu lösen, sich vermehrt mit der Mutter auseinanderzusetzen und abzugrenzen.

Proband II: Thomas A., geboren 1965

Der Vater (KV) kam aus einer mit somatischen Krankheiten belasteten Familie. Die Großmutter väterlicherseits war herzleidend. Ihr Mann wird als dominieren und cholerisch beschrieben. Er war oft krank und starb an einem Karzinom, als der Vater 19 Jahre alt war. Dieser besuchte die Bezirksschule und machte eine Lehre als Hochbauzeichner. Die Tätigkeit im Büro behagte ihm aber nicht, und er arbeitete später als Bauführer. Der KV wirkt intelligent, differenziert, aber verschlossen und sehr besorgt, ernst und schwernehmend.

Die Mutter (KM) stammt aus einer kinderreichen Familie aus Österreich. Der Großvater mütterlicherseits war Landwirt, er starb 55jährig an einem Lungenkarzinom. Seine Frau mußte sehr intensiv in der Landwirtschaft mitarbeiten und hatte wenig Zeit für ihre Kinder. Die Mutter arbeitete nach 8 Jahren Primarschule in verschiedenen Haushaltsstellen, seit 1956 in der Schweiz. Sie wird als sensibel, intelligent und differenziert beschrieben, aber depressiv und überfordert, voller Minderwertigkeits-, Schuld- und Zurücksetzungsgefühle.

Ehe. Heirat der Eltern 1963. Zunehmende Spannungen zwischen den Eltern nach der Geburt unseres Probanden. Die Eltern waren vor allem in erzieherischen Belangen uneinig und durch die Erziehungsprobleme überfordert. Der Vater vertrat sehr strenge Normen und Erziehungsrichtlinien, die Mutter wollte gewährender sein.

Aus der Ehe gingen drei Kinder hervor: Der älteste Knabe war nervös, leicht erregbar. Es folgt dann unser Proband und als drittes Kind ein Knabe, der den Kindergarten besuchte und keine Probleme bereitete.

Persönliche Anamnese. Erwünschte Schwangerschaft mit Hyperemesis im 4. und 5. Schwangerschaftsmonat. Spätgestose. Geburt eine Woche nach Termin, Einleitung wegen Wehenschwäche. Blaue Asphyxie infolge Nabelschnurumschlingung. Wegen eines Atemnotsyndroms Reanimation und Hospitalisation im Kinderspital. Thomas zeigte eine verzögerte psychomotorische und sprachliche Entwicklung. Er fremdete nicht und zeigte keine Anzeichen einer Trotzphase. Die Sauberkeitsentwicklung war, abgesehen von einer persistierenden primären Enkopresis, altersentsprechend. Im Kindergarten fiel seine Sprachentwicklung auf, und er erhielt ab 1971 ambulante logopädische Therapie. Da er nur wenig Fortschritte machte und sich sein Stammeln verstärkte, wurde er im Alter von 7 Jahren für ein Jahr in einer Sprachheilschule plaziert. Er wurde dort auf der Stufe der Sonder-B-Klasse (Hilfsschule) eingeschult. Die primäre Enkopresis blieb auch während dieser Plazierung bestehen, wenn auch in weniger starkem Ausmaß.

Gründe zur Abklärung. Wegen einer starken und anhaltenden Jactatio capitis und corporis und einer primären persistierenden Enkopresis wurde der Knabe im Alter von 9 Jahren zur kinderpsychiatrischen Abklärung zugewiesen. Daneben bestanden noch Ein- und Durchschlafstörungen, regressive Verhaltensauffälligkeiten und Schulschwierigkeiten. Obschon das Schmieren mehrmals täglich auftrat, schien dieses Symptom weder den Patienten noch seine Eltern stark zu beunruhigen. Sie hatten sich „mehr oder weniger damit arrangiert".

Kinderpsychiatrische Befunde. Im Intelligenztest nach Kramer fand sich ein IQ von 90. Der Knabe zeigte große sprachliche Ausdrucksschwierigkeiten bei schlechter Artikulation, Störungen im gestaltpsychologischen Bereich und ein schlechtes Körperschema. Er war in den Testsitzungen motorisch unruhig, konzentrationsschwach, verstärkt ablenkbar, reizoffen und abnorm ermüdbar.

Bei der körperlichen Untersuchung fielen ein Strabismus convergens, eine Hyperopie und eine leichte Trichterbrust auf. Die Grob- und Feinmotorik war gestört. Der Knabe war nicht obstipiert.

In den projektiven Tests konnten starke Ängste erkannt werden, vor allem Bedrohungs-, Bestrafungs- und Verlassenheitsängste. Der Knabe war noch stark im Magischen verhaftet und wies eine noch kleinkindliche Affektivität auf. Eine große orale Problematik und eine ausgeprägte Aggressionsproblematik standen im Hintergrund.

Die *Diagnose* lautete: Neurotische Reaktionen bei einem infantilen POS prä-, peri- und postnataler Genese mit einem sprachlichen, motorischen, affektiven und intellektuellen Entwicklungsrückstand.

Therapeutische Maßnahmen. Es wurde empfohlen, die ambulante logopädische Therapie weiterzuführen und zu intensivieren. Der Knabe erhielt wegen seiner Konzentrationsstörungen, seiner Reizoffenheit und Ablenkbarkeit während eines Jahres ein Medikament zur Förderung von Durchblutung und Stoffwechsel des Gehirns.

Daneben wurde eine psychomotorische Abklärung durchgeführt. Man stellte die Diagnose einer fein- und grobmotorischen Störung und leitete eine entsprechende Therapie ein. Die Therapie besuchte Thomas während 4 Jahren.

Die vorgesehene begleitende Erziehungsberatung der Mutter kam nie richtig zustande, obwohl die Psychomotorik-Therapeutin die Mutter immer wieder dazu zu motivieren versuchte.

Weitere Entwicklung. Circa ein Jahr nach der kinderpsychiatrischen Abklärung besserte sich das kleinkindliche Gehabe etwas, und die regressiven Verhaltensauffälligkeiten traten mehr in den Hintergrund. Zur gleichen Zeit bekam der ältere Bruder unseres Patienten intensive Schwierigkeiten in der Schule und kam so als neues „Problemkind" in den Mittelpunkt der Aufmerksamkeit der Familie. Möglicherweise hat dies mit dazu beigetragen, daß sich das Kotschmieren von Thomas etwas besserte. Thomas schmierte nur noch ca. alle 2 Tage.

Im Alter von 12 Jahren besserten sich die früher ausgeprägten Schlafstörungen, aber es traten beim Probanden neue Schwierigkeiten auf: Er klagte gehäuft über Bauchschmerzen und zeigte zunehmende Geschwisterrivalität und aggressives Verhalten vor allem gegenüber seinem jüngeren Bruder, aber auch gegenüber den Eltern. Thomas kam wegen seines schwierigen Verhaltens sowohl zu Hause wie auch in der Schule zunehmend in eine Sündenbockrolle. Als sich die Erziehungsschwierigkeiten zu Hause verstärkten und Thomas wegen seines aggressiven Verhaltens in der Schule kaum noch tragbar war und zusätzlich der jüngere Bruder auch noch wegen Lern- und

Leistungsstörungen in der Schule in Schwierigkeiten kam, stimmten die Eltern dem Vorschlag des schulpsychologischen Dienstes zu, Thomas in ein Heim zu plazieren. Seit 1979 ist der Proband in einem Sonderschulheim für Lernbehinderte. Er verbringt den größten Teil seiner Ferien und jedes zweite Wochenende zu Hause.

Im Heim haben sich nach einer schwierigen Anfangsphase seine Ängste und Kontaktstörungen wesentlich gebessert. Die bis dahin persistierende Jactatio capitis und corporis stoppte. Das Schmieren trat seltener, aber immer noch mindestens einmal pro Woche auf. Die Schulleistungen besserten sich. Die Wochenenden und die Ferien zu Hause vergingen relativ problemlos. Thomas verhielt sich sehr viel angepaßter als früher. Durch die Heimplazierung war es zu einer deutlichen Ablösung von der Mutter gekommen.

Relativ bald nach der Plazierung von Thomas traten beim älteren Bruder, der inzwischen 15 Jahre geworden war, Erziehungs- und Schulprobleme auf. Er verweigerte immer wieder den Schulbesuch und stritt sich oft mit seiner Mutter. 1980 erkrankte der Vater und mußte sich anschließend einer Gallenblasenoperation unterziehen. Von diesem Eingriff erholte er sich nur langsam. Er war noch einige Monate schwer krank und längere Zeit arbeitsunfähig.

Heutige Situation. Thomas, jetzt 16jährig, lebt immer noch im Heim und besucht dort die interne Sonderschule in der 9. Klasse. Es gefällt ihm gut in der Schule. In seiner Freizeit betreibt Thomas Sport, vor allem Fußball. Im Heim hat er einige gute Kollegen.

Im Katamnese-Gespräch erzählt die Mutter spontan, wie schwer es damals für sie war, Thomas ins Heim zu geben und daß sie noch lange unter Schuldgefühlen gelittten habe. Sie habe früher immer sehr viel Angst um den Knaben gehabt und sehr viel auf ihn aufgepaßt, was ihr dann plötzlich nicht mehr möglich war, als Thomas im Heim lebte. Sie hatte stark Heimweh nach ihm und litt unter dem Gefühl, als Mutter versagt zu haben.

Die Mutter wirkt bedrückt, depressiv und enttäuscht über ihre jetzige Situation. Sie klagt offen ihren Mann an, er haben zu wenig Verständnis für sie, unterstütze sie nicht und halte ihr nur immer vor, was seine Kollegen „für Bombenfrauen" hätten. Mit einer gewissen Genugtuung und Freude erklärt die Mutter, daß Thomas bei Streitigkeiten klar auf ihrer Seite stehe und „nie einen guten Kontakt zum Vater gefunden habe".

Thomas selbst wirkt noch recht kindlich und überangepaßt. Es fällt bei ihm ein deutlicher Sigmatismus auf. Angesprochen auf das Kotschmieren reagiert er verlegen und bagatellisierend: „Ja es passiert halt noch immer hie und da". Bei genauerem Nachfragen zeigt sich, daß das Schmieren noch regelmäßig mindestens einmal pro Woche vorkommt. Thomas pflegt und wäscht sich aber gut selbst, so daß er von den Kollegen nicht als „Stinker" gemieden wird.

Thomas wird im Frühjahr 1982 die Schulzeit beenden und möchte dann als Hilfskraft in einem Lebensmittelladen arbeiten. Im Familien-Skulptur-Test stellt er seine Familie bei einem Spaziergang im Wald dar. Sein Vater und sein älterer Bruder gehen voran. Dahinter in einer zweiten Reihe steht seine Mutter, linker Hand neben ihr der Proband, der noch seinen jüngeren Bruder an der Hand führt. Deutlich wird hier die Spaltung in der Familie sichtbar: Der Vater mit dem ältesten Sohn andererseits, die Mutter mit dem Probanden und dem jüngsten Knaben andererseits.

Diskussion. Wir sehen, daß bei Thomas trotz verschiedener therapeutischer Bemühungen die enkopretische Symptomatik noch nicht verschwunden ist. Es fällt auf, daß alle therapeutischen Bemühungen nur beim Patienten selbst angesetzt wurden, z.B. die medikamentöse Therapie, die logopädische Therapie, die psychomotorische Therapie sowie die Heimplazierung. Damit soll weder gesagt werden, diese therapeutischen Bemühungen hätten Thomas nicht geholfen (wir wissen ja nicht, wie er sich ohne diese Hilfen entwickelt hätte), noch daß man nicht versucht habe, das Umfeld des Buben in die Therapie mit einzubeziehen. Der Vater war von Anfang an der kinderpsychiatrischen Abklärung und den Therapievorschlägen gegenüber skeptisch und ablehnend und die Mutter war trotz mehrerer Bemühungen nicht zu einer kontinuierlichen Beratung bereit.

Es muß aber nicht erstaunen, daß in dieser Familie auf dem Hintergrund schwerer Konflikte zwischen den Eltern immer wieder ein neuer Symptomträger auftauchte, wenn sich der gerade akute Patient einigermaßen gebessert hatte. Auch die Heimplazierung von Thomas hat diesen Mechanismus in keiner Weise unterbrechen können. Neben den beiden anderen Buben ist zuletzt auch der Vater Symptomträger geworden, indem er mit seiner Operation und der anschließenden langen Krankheit und Arbeitsunfähigkeit in den Mittelpunkt der Aufmerksamkeit der Familie gerückt ist.

Solche zeitlich korrelierten Abläufe wurden in vielen Lebensgeschichten der 64 Probanden gefunden: Oft ist nach der Besserung der Symptome eines Probanden eine akute Krise bei einem anderen Familienmitglied ausgebrochen. Gehäuft konnten schwere Erkrankungen bei den Eltern festgestellt werden, und erstaunlicherweise hatte sich bei 6 Probanden ein Elternteil während der Katamnesezeit einer Gallenblasenoperation unterzogen.

Diese familiendynamischen Mechanismen sind noch wenig geklärt, und es soll das Ziel von weiteren Untersuchungen sein, solche Abläufe anhand dieser Lebensgeschichten von Enkopretikern genauer zu erforschen.

4 Therapeutische Ansätze

4.1 Allgemeine Überlegungen

Aus der Literatur stellt sich die Frage, ob für bestimmte Formen der Enkopresis ein spezielles therapeutisches Vorgehen anzuwenden sei. Mit der Aussage von Anthony (1957), daß primäre Enkopretiker dringend Verhaltenstherapie, sekundäre Enkopretiker langfristige Psychotherapie benötigen, können wir nicht übereinstimmen.

In den früheren Untersuchungen sind keine Hinweise gefunden worden, die erklären könnten, wieso das therapeutische Vorgehen bei Kindern mit primärer und solchen mit sekundärer Enkopresis verschieden sein sollte.

4.1.1 Medikamentöse Therapie

Wir unterstützen die Ansicht von Kanner (1953), daß eine rein somatisch ausgerichtete Therapie nicht angezeigt ist, weil sie die vielen inneren und äußeren Konflikte des Kindes ungelöst läßt.

Eine ausschließlich medikamentöse Behandlung mit Psychopharmaka ist abzulehnen. Ebenso ist die lokale Applikation von Medikamenten oder Klistieren nicht indiziert, weil damit die ganze Problematik auf den Analbereich fixiert bleibt und der „Kampf um den Stuhlgang" mit dem Einsatz dieser neuen „Waffen" nur verschärft wird.

Wenn eine Obstipation feststeht, dann hat natürlich im Rahmen einer Gesamttherapie des Patienten auch die Behandlung dieser Obstipation mit milden Abführmitteln oder Stuhlweichmachern ihren wichtigen Platz. Ist gar das überdehnte Rektum in Analogie zum „idiopathischen Megakolon" voll von hartem Stuhl, so steht die Entleerung mit Einläufen oder sogar die manuelle Ausräumung an erster Stelle.

4.1.2 Frühbehandlung der Enkopretiker

Unsere eigenen Befunde bestätigen die Ansicht namhafter Autoren (Bellman 1966, Wolters 1978), daß das Symtpom Enkopresis die Patienten in ihren sozialen Kontakten massiv beeinträchtigt. Solche Kinder werden häufig ausgelacht, bestraft, aggressiv behandelt und geraten sowohl in ihren Familien als auch in den Peergruppen in eine Außenseiter- und Sündenbockstellung. Dadurch werden die Enkopretiker noch mehr isoliert, und ihre schon primär begrenzte Kontaktfähigkeit wird weiter blockiert.

Dadurch entsteht ein circulus vitiosus, der diese Kinder in der Entwicklung ihrer Gesamtpersönlichkeit massiv hemmt. Diese Wechselwirkung zwischen Symptom und

Reaktion der Umwelt (Eltern, Geschwister, Lehrer, Mitschüler) führt zu einer Fixierung der ganzen Problematik.

Diese Tatsachen unterstreichen die Wichtigkeit einer Früherfassung und eines frühen Therapiebeginns mit dem Ziel, das Kind möglichst frühzeitig von diesem diskriminierenden Symptom zu entlasten. Es stellt sich daraus die Frage, wie weit es verantwortbar ist, beim enkopretischen Kind eine reine Symptomheilung anzustreben. Dies wird als mögliche Lösung von Krisch (1980b) vertreten, während z.B. Binét (1979) eine tiefgreifende Veränderung der gestörten Persönlichkeit fordert.

Es ist in unserer Katamnesestudie oft beobachtet worden, daß sich die Enkopretiker in ihrer ganzen Persönlichkeit schlagartig verändern, sobald das Symptom aufgehört hat. Dieses Phänomen wird verständlicher, wenn man den negativen circulus vitiosus berücksichtigt, in dem der Enkopretiker gefangen ist.

Einerseits ist also eine rasche Symptombefreiung durchaus anzustreben, da dadurch wieder positive Rückwirkungen auf die Umgebung des Kindes ins Spiel kommen. Andererseits muß man aber bedenken, daß die Eltern meist nicht mehr bereit sind, eine angefangene Therapie weiterzuführen, sobald das Kind einmal symptomfrei geworden ist. Diese Erfahrung, die Amsterdam (1979) eindrücklich beschrieben hat, können wir aus der Katamnesestudie sowie der eigenen therapeutischen Arbeit bestätigen.

4.1.3 Widerstände gegen eine Therapie

In der Literatur wird wiederholt darauf hingewiesen, daß sowohl die Enkopretiker selbst als auch deren Familien einer therapeutischen Betreuung oft große Widerstände entgegenbringen. Strunk (1976) betont, daß deshalb das Symptom nur zu beheben sei, wenn das Kind aus dem krankmachenden Milieu herausgenommen und einer stationären Psychotherapie zugeführt werde. Es zeigt sich aber, daß diese Widerstände gegen eine therapeutische Veränderung beim Symptomträger durch eine Einweisung in eine stationäre Behandlung nicht einfach umgangen werden können. Artner und Castell (1979) führen aus, daß die Zusammenarbeit mit den Eltern und der Umgang mit deren Widerständen der schwierigste und mühsamste Teil der ganzen stationären Betreuung seiner enkopretischen Patienten war.

Andere Autoren vertreten vehement die Ansicht, daß enkopretische Kinder ambulant betreut werden müssen (Taichert 1971, Amsterdam 1979) und fordern, daß neue Wege gefunden werden müssen, um den Widerstand der Eltern im therapeutischen Prozeß besser zu berücksichtigen (Andolfi 1978).

4.1.4 Zur Einzeltherapie bei Enkopretikern

Die Einzeltherapie von Enkopretikern nimmt in der Literatur einen wichtigen Platz ein, wobei die Ansicht von Connell (1972) von den meisten Autoren unterstützt wird, daß neben der Einzeltherapie unbedingt mit den Eltern gearbeitet werden muß, um deren Erziehungshaltung günstig zu beeinflussen.

Der Therapeut stößt bei der begleitenden Elternberatung aber oft auf große Widerstände, die sich z.B. darin zeigen, daß die Eltern sich nach außen hin wohl kooperativ und verständig zeigen, aber innerlich kaum von ihren starren und festgefahrenen Ansichten und Normen abweichen können aus der verständlichen Angst heraus, jede Stütze und Orientierung für sich selbst zu verlieren.

Die persönliche Situation der Eltern, deren Paarbeziehung und die Bedeutung, die der Enkopretiker als Symptomträger für die ganze Familie hat, sind bei einer Einzeltherapie besonders zu berücksichtigen, wie das in früheren Arbeiten beschrieben worden ist (Wille 1981).

Als Ziel einer Einzeltherapie bei enkopretischen Kindern können folgende Aspekte aufgeführt werden (Zulliger 1965, Connell 1972, Strunk 1976, Binét 1979):

— Lockerung des überangepaßten Verhaltens
— Förderung der Eigeninitiative
— Förderung der Autonomieentwicklung
— Kanalisierung aggressiver Impulse in sozial tolerierte Bahnen
— Bearbeitung der gestörten Ich-Abgrenzung
— Bearbeitung der Problematik des gestörten Gebens und Nehmens.

4.1.5 Zur Familientherapie bei Enkopretikern

In den letzten Jahren sind verschiedene familientherapeutische Ansätze bei der Behandlung von Enkopretikern beschrieben worden. Es können dabei drei Richtungen unterschieden werden:

Die verhaltenstherapeutische Richtung (Amsterdam 1979). Dieser Ansatz hat den Vorteil, daß bei den Eltern wenig Widerstände gegen die Behandlung ausgelöst werden, da sich die Therapie stark auf den Symptomträger konzentriert und die ganze Dysfunktion der Familie in der Behandlung nicht angegangen wird. Darin liegt auch der Nachteil dieses Vorgehens: Die gestörten Familieninteraktionsmuster (Baird 1974) werden nicht direkt verändert. Unseres Erachtens wird vor allem der Vater zu wenig aktiv in den therapeutischen Prozeß einbezogen.

Der strukturelle Ansatz (Andolfi 1978): In diesem Modell geht es vorwiegend um die Veränderung der in der Sitzung beobachteten Strukturen und nicht um Aufdecken und Bewußtmachen von Hintergründen. Dieses Vorgehen hat den Vorteil, daß in einer relativ kurzen Therapiezeit nicht nur das Symptom, sondern auch ganz zentrale familiäre Strukturen günstig beeinflußt werden können. Die Voraussetzung ist aber, daß sich der Therapeut in einer speziellen, fundierten Ausbildung das nötige Wissen und die Fertigkeit im Umgang mit dysfunktionalen Familien angeeignet hat.

Der wachstumsorientierte Ansatz (Taichert 1971) hat zum Ziel, das gegenseitige Verständnis der Familienmitglieder untereinander und vor allem gegenüber dem enkopretischen Kind zu fördern, die in der Familie bestehenden Probleme besser zu verstehen, eigene Gefühle deutlicher spüren und zeigen zu lernen. Als wichtigste Aufgabe des Therapeuten sieht Taichert, den folgenden Mythos in der Familie aufzulösen: „Alles wäre gut und schön bei uns, wenn nur nicht dieser Junge dieses Symptom hätte".

Mit diesem Ansatz kann bei vielen Störungen von Kindern und Jugendlichen familientherapeutisch erfolgreich gearbeitet werden, vorausgesetzt, die Familienmitglieder sind zu einer wirklichen Bearbeitung ihrer persönlichen und zwischenmenschlichen Probleme motiviert. Diese Motivation fehlt aber, wie oben dargelegt worden ist, bei Familien mit einem enkopretischen Kind fast immer.

4.2 Integrativer Therapieansatz

Aufgrund der oben aufgeführten Überlegung unterstützen wir die Ansicht von Berg und Jones (1964), die einen mehrdimensionalen Ansatz bei der Therapie von Enkopretikern fordern. Im Laufe der letzten Jahre haben wir ein Vorgehen herausgearbeitet, das Teile von verschiedenen Therapieverfahren mit eigenen Ansätzen, die als Ergebnisse aus unserer Untersuchung hervorgegangen sind, kombiniert. Dieses Therapiekonzept muß als eine mögliche Grundlage verstanden werden, die sich aus unserem Verständnis des Symptoms Enkopresis herausgebildet und in der Anwendung bewährt hat. Das wichtigste Ziel ist, eine möglichst rasche Symptomheilung zu erreichen und gleichzeitig wichtige Veränderungen in den festgefahrenen familiären Strukturen und Kommunikationsabläufen einzuleiten.

Mit diesem integrativen Therapieansatz soll die multifaktorielle Ätiologie der Enkopresis berücksichtigt werden:

Es wird dabei auf den *individuellen Entwicklungstand* unter Einbeziehung der somatischen Befunde eingegangen. Falls eine Obstipation oder ein psychogenes Megakolon feststeht, wird die entsprechende somatische Therapie an den Anfang gestellt.

Die *intrapsychische Dynamik* des Enkopretikers wird berücksichtigt, indem versucht wird, folgende Hauptproblemkreise zu bearbeiten: Störung der Ich-Abgrenzung und Selbstregulierungsfunktion – Störung im Geben und Nehmen.

Die *Familiendynamik* wird stark ins Konzept einbezogen, und es werden folgende Ziele angestrebt: Aufhebung der Infantilisierung des Enkopretikers – Herausarbeiten von neuen Grenzen – langsame Ablösung von der Mutter und Annäherung an den Vater – Verbesserung der familiären Kommunikation – Neustrukturierung in der Familie auf der Ebene der Eltern.

Auch der *sychosoziale Hintergrund* wird einbezogen, indem das Symptom als ein Alarmsignal für das gestörte Gleichgewicht der ganzen Familie verstanden wird, wie dies Schönfelder (1979) beschrieben hat. Es wird versucht, die meist schon lange bestehenden, aber nie offen gemachten Störungen in der Familie günstig zu beeinflussen, wobei aber vermieden wird, direkt die konflikthaften Punkte anzugehen. Durch die klare, strukturierende, aber wohlwollende Haltung des Therapeuten wird ein neues Erziehungs-Modellverhalten in die Familie eingeführt.

Es soll klar darauf hingewiesen werden, daß dieses Therapiekonzept nicht als „Therapie-Rezept" verstanden werden darf. Es kann als eine Möglichkeit zur Behandlung von Familien mit einem enkopretischen Kind betrachtet werden, wobei individuell unterschiedliche Bedürfnisse der Patienten und spezielle Ausrichtungen der Therapeuten entsprechend eingebaut und berücksichtigt werden können.

Bevor im folgenden der Therapieansatz in den Grundzügen dargestellt wird, soll darauf hingewiesen werden, daß es besonders wichtig ist, die Besprechungen wenn möglich mit der ganzen Familie, in jedem Fall aber mit dem identifizierten Patienten, Vater und Mutter durchzuführen. Die Familienmitglieder verstehen und akzeptieren meistens die Erklärung, daß die Enkopresis ein unangenehmes Symptom ist, das alle in irgendeiner Form trifft, und daß es darum wesentlich ist, daß jeder seine Ansicht über das Problem darstellen kann.

In einer ersten Sitzung werden folgende therapeutischen Schritte unternommen:

a) Herausarbeiten, was das Symptom Enkopresis für jeden in der Familie bedeutet und wen es am meisten trifft. Dadurch, daß der Therapeut sich stark an das Symptom hält, löst er kaum Ängste und Widerstände aus und kann trotzdem mit jedem Familienmitglied in Kontakt treten und eine Beziehung aufbauen. Indem der Therapeut zuerst die Meinung der Eltern, dann diejenige der Kinder erfragt, vermittelt er einerseits Struktur und Hierarchie, die solchen Familien oft fehlen, andererseits zeigt er, daß die Ansicht jedes Familienmitgliedes für ihn wichtig ist und seinen Platz im Gesamtgefüge haben kann.

b) Mit den Eltern wird dann besprochen, welche Versuche sie schon unternommen haben, um die Enkopresis zum Stoppen zu bringen. Dabei wird jeder Versuch eingehend diskutiert, und die positiven Aspekte der verschiedenen Bemühungen werden betont. Den Eltern wird Verständnis dafür entgegengebracht, daß sie enttäuscht sind, daß alle ihre Anstrengungen nicht das gewünschte Resultat erbracht haben. Durch diesen Schritt wird die Familienhierarchie weiter betont. Vater und Mutter werden als Eltern und Erzieher unterstützt. Der Therapeut geht in dieser Phase der Therapie nicht auf die Paarbeziehung ein, auch wenn ein Elternteil Hinweise gibt, die auf Ehekonflikte schließen lassen.

c) In einem dritten Teil des Erstgesprächs wird der Familie gegenüber betont, daß ein Symptom, das so lange persistiert hat und so oft vergeblich behandelt worden ist, ernst genommen werden muß und sicher nicht so schnell einfach zum Verschwinden gebracht werden kann. Dies bewirkt sowohl beim Patienten wie auch bei der Restfamilie eine Entlastung, weil dadurch der Veränderungsdruck und die Angst vor der kommenden Veränderung möglichst klein gehalten wird. Dadurch ist eine günstige Voraussetzung geschaffen für den nächsten wichtigen Schritt. Der Therapeut geht mit dem enkopretischen Patienten eine Allianz ein: Vor den übrigen Familienmitgliedern erklärt er ihm, daß er zuerst einmal ganz genau wissen muß, wie es denn mit der Enkopresis steht, bevor überhaupt eine Veränderung möglich ist. Der Therapeut macht mit dem Kind einen Vertrag, daß dieses in einem speziellen, mit seinem Namen beschrifteten Kontrollbüchlein genau Buch führen soll über das Einkoten/Nichteinkoten, und zwar mit farbigen Punkten. Dieses Büchlein wird als Geheimnis zwischen dem Kind und dem Therapeuten deklariert, und dem Kind wird die volle Verantwortung für das Protokollführen übertragen, wobei der Therapeut das Kind stark stützt und es in seiner Selbständigkeit bestätigt.

Dieses Vorgehen ist bei Schulkindern durchaus möglich, einzig bei jüngeren Kindern muß zur Protokollführung ein Elternteil, wenn immer möglich der Vater, das Kind helfend unterstützen.

Was wird nun durch diese Intervention ausgelöst?

1. Das Symptom, das früher das zentrale Kommunikationsmittel in der Familie darstellte, rückt aus dem Mittelpunkt und wird zum zentralen Inhalt der Beziehung

zwischen dem Therapeuten und dem Kind. Dies entlastet wiederum die übrigen Familienmitglieder, die bisher hilflos mit dem Patienten verstrickt waren.

2. Das Kind erhält die Möglichkeit, einmal außerhalb der Familie eine Beziehung einzugehen, was durch zwei wichtige Faktoren unterstützt wird: Diese therapeutische Allianz wird von den Eltern gebilligt, da sie ja offen deklariert und mit dem Einverständnis der Eltern aufgebaut wird. Dadurch gerät das Kind nicht in zusätzliche Loyalitätskonflikte. Zudem schützt dieser Vertrag das Kind vor dem kontrollierenden und eindringenden Verhalten der übrigen Familienmitglieder, vor allem der Mutter.

3. Dadurch werden in subtiler, weder für die Mutter noch für das Kind bedrohlicher Weise allmählich Grenzen zwischen Mutter und Kind neu definiert und aufgebaut.

4. Diese Beobachtungsphase des eigenen Symptoms (zu vergleichen mit einer Grundratenerhebung in der Verhaltenstherapie) enthält für den Patienten auch eine Provokation: Indem sein Symptom besprochen und protokolliert wird wie eine Sache, wird die Enkopresis für den Patienten uninteressant und unhaltbar. Dies führt oft dazu, daß die Kinder die alten, eingeschliffenen Kommunikationsmechanismen sowie auch das Symptom aufgeben.

Die Familie wird zum Schluß des ersten Gesprächs für eine zweite Sitzung in ca. zwei Wochen wieder bestellt, und die Allianz mit dem identifizierten Patienten wird durch einen verbalen Hinweis auf den Vertrag und eine nonverbale Bekräftigung (z.B. mit Handschlag) unterstrichen.

Durch seine aktive und direktive, aber verständnisvolle Haltung kann der Therapeut in dieser ersten Sitzung klar dokumentieren, daß er die Führung der Behandlung übernommen hat. Diese Strukturierungshilfe vonseiten des Therapeuten ist ein wichtiger Faktor in der Behandlung. In der Katamnesestudie ist gezeigt worden, welche Bedeutung ein Zuviel oder Zuwenig an Struktur in der Familie für die Prognose hat. Für die Eltern von Familien mit zu wenig Struktur (also mit Verwahrlosungstendenzen) ist die klare und strukturierte Haltung besonders wichtig, da sich die Eltern an seinem Modellverhalten neu orientieren können.

Eltern mit zuviel Struktur, mit zu starren und zu engen Normen, werden mit der verständnisvollen und offenen, aber auch klaren Haltung des Therapeuten konfrontiert. Auch diesen Eltern, mit rigiden Strukturen, kann das Modellverhalten des Therapeuten zur Neuorientierung verhelfen.

Während das Ziel der ersten Familiensitzung vor allem darin bestand, eine gewisse Abgrenzung zwischen Mutter und Kind zu erreichen und dem Patienten zu mehr Eigenverantwortung und Autonomie zu verhelfen, bildet in der zweiten Sitzung der Beziehungsaufbau des Patienten zum Vater den wichtigsten therapeutischen Schritt.

Wie früher gezeigt wurde, ist die Stellung des Vaters in den Familien mit einem enkopretischen Kind besonders auffällig, da er sich meist stark entzieht und sich seiner Bedeutung für die Familie gar nicht bewußt ist. Dadurch fühlt sich die Mutter in der ganzen erzieherischen Aufgabe alleingelassen und nicht unterstützt und ist, wie wir in den Katamnesegesprächen gesehen haben, oft untergründig ärgerlich auf ihren Mann. Die Väter von Enkopretikern, die allgemein als passiv und schwach geschildert werden, reagieren aber auf das versteckt vorwurfsvolle Verhalten der Mutter mit noch stärkerem Rückzug, so daß sich eine immer stärkere Polarisierung und Distanzierung zwischen den Eltern ausbildet. Verschiedene Therapeuten (Zulliger 1965, Nissen 1976) haben auf die zentrale Bedeutung der väterlichen Zuwendung für den enkopretischen Patienten hingewiesen. Kadinsky (1973) sieht im Einkoten gar „eine magische Handlung, die den Vater herbeibringen soll". Bemporad et al. (1971) beschreiben, daß 6 von 14 Fällen sich spontan besserten oder das Einkoten stoppte, als die Väter wieder nach Hause kamen oder sich mehr um die Kinder kümmerten.

Das Ziel der zweiten Familiensitzung ist es deshalb, die Bedeutung des Vaters innerhalb der Familie und im speziellen für den enkopretischen Patienten herauszuarbeiten und den passiv-zurückgezogenen Vater wieder mehr in den Erziehungsprozeß und ins Familienleben überhaupt zu integrieren. Diese entscheidende Veränderung kann nun aber sowohl beim Vater wie auch bei der Mutter große Ängste auslösen, und es muß ein Weg gefunden werden, diese Bedrohungsgefühle möglichst klein zu halten.

In der zweiten Familiensitzung werden folgende therapeutischen Schritte unternommen:

a) Der Therapeut erinnert den Patienten an den gemeinsamen Vertrag und bittet um das Kontrollbüchlein. Er sieht sofort, wie gut das Kind die Punkte geklebt, also die Aufgabe gelöst hat und kann es dann entsprechend loben und bestätigen für seine Selbständigkeit. Der Therapeut erklärt, daß er das Büchlein zuerst noch genau anschauen und deshalb noch nicht auf den Inhalt eingehen will.

b) Die Eltern werden dann gebeten, über die vergangenen Wochen zu erzählen. Falls sie über Besserungen des Symptoms berichten, werden diese wohl akzeptiert, aber es wird auch betont, daß diese schnelle Besserung fast nicht von Dauer sein kann und daß man auf Rückfälle gefaßt sein muß. Auf jeden Fall weist der Therapeut darauf hin, daß er ja noch gar keine eigentliche Behandlung begonnen hat.

c) In einem weiteren Schritt wird mit der Familie erarbeitet, was das Symptom Einkoten für den Patienten neben allen negativen, auch für positive Aspekte mit sich bringt. Auf diese Frage reagiert die Familie meist sehr überrascht. Eltern und Geschwister können aber recht gut auch die Vorteile erkennen, die sich der Patient durch sein Symptom in der Familie verschafft, z.B.: „Er steht immer im Mittelpunkt", „Er beherrscht uns alle", „Die Mutter ist nur für ihn da", etc.

d) Der Therapeut erklärt im folgenden, daß ein Kind, das so wichtige Vorteile hat, ein Symptom nicht aufgeben kann und will, sogar wenn es so unangenehm und stinkend ist wie das Einkoten. Das Kind muß also in anderer Form, nicht über das Symptom, Zuwendung und Aufmerksamkeit bekommen. Das Kind muß also eine besonders feine Belohnung bekommen, wenn es auf die Vorteile des Einkotens verzichtet, und diese Belohnung kann am besten der Vater geben. Die Bedeutung des Vaters für die Entwicklung des Kindes wird eingehend hervorgehoben, und der Therapeut bespricht mit dem Vater, wieviel Zeit er jeden Tag nur für den Patienten reservieren könnte, wenn dieser nicht eingekotet hat. Der Therapeut macht Vorschläge, z.B. 5, 10 oder 15 Minuten. An dieser Stelle wird auch das Kontrollbüchlein genau beurteilt und, sofern der Patient einverstanden ist, auch mit der Familie anhand des Kontrollbüchleins der Belohnungsvorgang besprochen.

Oft verwerfen die Väter die vom Therapeuten vorgeschlagene Zeit als viel zu kurz und wollen sich „mindestens eine halbe Stunde" für den Patienten reservieren. Der Therapeut muß dann dieses Angebot und die Einsatzbereitschaft des Vaters entsprechend würdigen, aber auch im Gespräch auf ein realistisches Maß (5–15 Minuten) einschränken und betonen, daß nicht so sehr die Dauer wichtig sei als vielmehr: Das Kind sollte konsequent die Belohnung erhalten, wenn es sauber gewesen ist – Vater und Kind sollten in dieser gemeinsamen Zeit etwas zusammen unternehmen, was beiden Spaß macht. Im Gespräch wird nach gemeinsamen Interessen gesucht, und die Vorschläge (z.B. Fußball-, Eisenbahnspiel, Jassen, Basteln etc.) werden diskutiert.
Es ist wichtig, daß die Mutter in dieser Gesprächsphase ebenfalls genügend gestützt wird und mit ihr die Vorteile aufgearbeitet werden, die sie durch ein vermehrtes Engagement des Vaters erhalten kann.
Zum Schluß der zweiten Sitzung wird mit der Familie abgemacht, daß das Kind in einem neuen Kontrollheft mit farbigen Punkten über das Symptom Protokoll führt und der Vater abends die vereinbarte Zeit ganz für das Kind reserviert und mit ihm spielt oder bastelt – sofern es den ganzen Tag sauber war. Wenn das Kind die Belohnung erhalten hat, so soll es den Punkt mit einem Stern markieren, so daß genau ersichtlich wird, wie gut dieser Vertrag eingehalten worden ist.
In den folgenden Familiensitzungen, die im Abstand von ca. zwei Wochen angesetzt werden, kann anhand des Kontrollbüchleins der Verlauf des Symptoms und das Einhalten des Belohnungsmechanismus beobachtet und diskutiert werden. Der Therapeut wird dabei versuchen, den Vater noch stärker in die Familie zu integrieren, ohne damit aber die Mutter mit ihren Dominanzansprüchen zu bedrohen.

Von den neun Enkopretikern, die mit diesem Vorgehen behandelt worden sind, wurden sechs innerhalb von zwei bis drei Monaten sauber. Zwei Familien sind nach dem zweiten Gespräch zu keiner weiteren Sitzung mehr gekommen. Telefonische Rückfragen ergaben, daß von diesen zwei Kindern eines im Verlauf von drei Monaten ebenfalls sauber geworden ist. Bei einer Familie trat nach einem symptomfreien Intervall von zwei Monaten wieder ein Rückfall auf, der aber mit dem Einführen des Belohnungssystems aufgefangen werden konnte.
Das oben beschriebene Vorgehen kann in dieser Form dann angewendet werden, wenn die Mutter mit einem Partner (dem Vater, Stiefvater oder einem festen Freund) zusammenlebt. Auch wenn die Mutter mit dem enkopretischen Kind allein lebt, können aber Teilschritte aus dem obigen Therapiekonzept verwendet werden, und es ist zu prüfen, wie weit der Vater oder eine Vaterersatzperson in den Behandlungsplan einbezogen werden kann. Diese theoretischen Ausführungen sollen noch an einem Fallbeispiel dargestellt werden.

4.3 Kasuistik

Proband III: Ruedi K., geboren 1977

Ruedi war 4 1/2 Jahre, als er vom Kinderarzt wegen einer primären Enkopresis und einer primären Enuresis nocturna zur kinderpsychiatrischen Abklärung und Behandlung angemeldet worden war.

Ruedi ist das jüngste von 3 Kindern. Die älteste Schwester, Claudia (geboren 1964), besucht nach der 3. Sekundarschule eine Frauenfachschule. Der ältere Bruder, Peter (geboren 1967), repetiert die 1. Sekundarklasse.

Der *Vater* ist Schichtarbeiter in einer Fabrik, und die *Mutter* führt in Teilzeitarbeit einen Kiosk.

Bei der telefonischen Vereinbarung eines Termins für das erste Familiengespräch erklärt der Vater: „Das soll meine Frau abmachen, sie weiß alle Termine – ich bin nicht auf dem Laufenden."

Zum ersten gemeinsamen Gespräch erscheint die ganze Familie. Von Anfang an ist die Mutter am gesprächigsten. Sie erzählt ausführlich über die Entwicklung von Ruedi, die infolge seiner Früh- und Mangelgeburt allgemein leicht verzögert verlief. Ruedi sei immer sehr ängstlich gewesen und sehr sensibel: „Wenn etwas nicht rund läuft, so reagiert er sofort mit Erbrechen."

Seit einem halben Jahr habe Ruedi keine Windeln mehr an. Die Mutter erklärt: „Tagsüber sind wir jetzt trocken, aber nachts noch nicht." Er wolle von sich aus nicht auf den Topf. Regelmäßig 1–2mal pro Tag kote er in die Hosen, hie und da sogar nachts. Das passiere irgendwann, „sogar eine Viertelstunde, nachdem ich ihn auf den Topf gedrückt habe". Diese Aussagen der Mutter werden von den übrigen Familienmitgliedern bestätigt, wobei der Vater am wenigsten seine Meinung äußert, die älteste Tochter hingegen am klarsten ihre eigenen Beobachtungen formuliert.

Beide Geschwister von Ruedi können auch am besten ausdrücken, daß sie das Einkoten ihres Bruders ärgert, z.B. „wenn es stinkt" oder wenn sie zum Putzen und Auswaschen der Kleider beauftragt werden. Der Vater meint, ihm mache die ganze Sache nicht so viel aus, weil er ja mit diesem Problem wenig zu tun habe. Auch die Mutter nimmt nicht klar Stellung, sondern sagt vage: „Man hat es nicht gern", oder „Wir haben es nicht gern".

Auf die Frage, was die Familie schon alles unternommen hat, um Ruedi sauber zu bekommen, zeigt sich, wie hilflos die verschiedenen Familienmitglieder dem Symptom gegenüber sind. Die Angaben sind ausweichend und wenig präzise: Bestrafen, Entzug von Süßigkeiten, nicht beachten. Während des ganzen Gesprächs fällt auf, wie stark die Eltern bemüht sind, sofort bagatellisierend einzugreifen und abzulenken, wenn Claudia oder Peter irgendwie konflikthafte Äußerungen machen.

Die Familie erhält zum Schluß der Sitzung das Angebot für zwei weitere Gespräche. Dabei fällt auf, wie stark Claudia sich dafür einsetzt, daß die nächste Sitzung schon in zwei Wochen stattfinden kann. Ruedi erhält den Auftrag, über das Einkoten genau Buch zu führen, und der Vater wird gebeten, diese Aufgabe mit dem Buben zusammen zu lösen, da Ruedi mit seinen 4 1/2 Jahren allein überfordert wäre.

Zu Beginn der *zweiten Familiensitzung* wird anhand des Protokollheftchens der Verlauf des Symptoms besprochen. Der Vater hat mit Ruedi zusammen gewissenhaft die Aufgabe erfüllt. Es zeigt sich, daß Ruedi weniger eingekotet hat, hie und da war er sogar einen ganzen Tag sauber. Daneben hat es aber Tage gegeben, an denen Ruedi dreimal, also deutlich mehr, eingekotet hat. Die Mutter meint, dies sei schon ein Fortschritt und sie sei damit recht zufrieden. Sie betont, daß sie sich zur Zeit wegen Ruedi gar nicht so viele Sorgen mache, sie sei vielmehr beunruhigt durch das freche und rebellische Verhalten der Tochter. Claudia wehrt sich gegen diese Vorwürfe der Mutter und erzählt, wieso sie mit ihrer Mutter Differenzen hatte. Claudia möchte zusammen mit ihren Kolleginnen abends ausgehen, einmal in ein Dancing gehen. Sie fühlt sich von der Mutter zu stark eingeengt und kontrolliert. Während dieses Gesprächs verhält sich der Vater sehr zurückhaltend und versucht nur hin und wieder zu beschwichtigen und zu vermitteln.

Im Dialog zwischen Mutter und Tochter wird mit Hilfe von Fragen und Interventionen des Therapeuten deutlich, wie stark Claudia um ihre Ablösung und Autonomie kämpft und wie sehr sich die Mutter um die Zukunft ihrer Tochter ängstigt. Die Mutter erzählt ganz beunruhigt, daß sie es nicht aushalten würde, Claudia nachts im Dancing zu wissen, daß die große Ängste habe, „es könnte ihr etwas passieren, sie könnte ermordet, entführt oder vergewaltigt werden". Die Mutter kann dann gut über ihre eigenen Ängste sprechen, die sie selbst als junges Mädchen durchgemacht hat. Im Verlauf des Gesprächs gelingt es dann, daß Claudia mit ihrer Mutter eine Vereinbarung aushandeln kann, daß sie wenigstens einmal pro Woche eine beschränkte Zeit ausgehen kann, was auch vom Vater unterstützt wird.

Nachdem in der Beziehung Mutter-Tochter eine gewisse Abgrenzung erreicht worden ist, wird nochmals auf das Einkoten von Ruedi eingegangen. Der Therapeut erarbeitet dann mit der Familie die angenehmen und positiven Folgen, die sich der Knabe dank seines Symptoms verschaffen kann. Die Eltern und Geschwister sind sehr überrascht und erklären spontan, „so haben wir uns das alles noch nie überlegt – aber es trifft zu".

Im weiteren Verlauf der Sitzung wird das früher erwähnte Belohnungssystem eingeführt, und die Bedeutung des Vaters für das Gelingen dieser Behandlung wird eingehend besprochen. Der Vater von Ruedi ist diesem Vorgehen gegenüber positiv eingestellt und ist auch bereit, 14tägig kurz über den Verlauf der Behandlung zu berichten, da wegen der Sommerferien die dritte Sitzung erst 1 1/2 Monate später abgehalten werden kann.

Die zwei Berichte, die der Vater schreibt, sind sehr positiv: Ruedi habe zwei Tage nach dem letzten Familiengespräch mit Einkoten aufgehört.

Auch in der *dritten Familiensitzung* sind alle begeistert über die Fortschritte von Ruedi. Er sei nun sauber, nur einmal habe er in den Ferien in die Hosen gekotet, weil es in der Nähe nirgends ein WC gegeben habe. Die ganze Familie scheint sehr entlastet über den Symptomstopp. Die Mutter betont zwar, daß Ruedi nachts immer noch einnässe, „aber das ist ja eigentlich nicht so schlimm, Claudia und Peter haben auch noch bis ins Schulalter das Bett genäßt".

Die Beziehung zwischen Ruedi und dem Vater scheint sich stark intensiviert und verbessert zu haben. Der Bub hat sich jeweils als Belohnung gewünscht, mit dem Vater Fußball zu spielen. Die Beziehung zwischen Claudia und der Mutter hat sich deutlich entspannt: Claudia hat sich an die Abmachungen gehalten, und die Mutter ist ihr spontan nach einigen Wochen weiter entgegengekommen, so daß sich Claudia nun im Vergleich mit den Kolleginnen nicht mehr „eingesperrt" fühlt.

Da die Familie mit dem Erreichten zufrieden und nicht motiviert ist, zu weiteren Sitzungen zu kommen, wird vom Therapeuten kein Druck ausgeübt, sondern die Verbesserungen der Schwierigkeiten werden akzeptiert, und es wird betont, daß die Familie jederzeit wieder zu Gesprächen kommen kann, wenn sie es für nötig hält.

So konnten mit nur drei gemeinsamen Familiensitzungen verschiedene wichtige Veränderungen auf mehreren Ebenen eingeleitet werden:

- Symptomheilung bei Ruedi, verbunden mit einer gewissen Ablösung von der Mutter. Durch das Sauber-Sein können jetzt auch positive Rückwirkungen in Gang kommen, auch in der Beziehung von Ruedi zur Mutter.
- Beziehungsaufbau zwischen Ruedi und seinem Vater, der dadurch an Bedeutung innerhalb der Familie gewinnt und wieder mehr in die familiäre Gemeinschaft integriert worden ist.
- Abgrenzung zwischen Claudia und der Mutter mit zunehmender Autonomie-Entwicklung von Claudia, die ihr den Anschluß an die Peergruppe ermöglicht.

Das Ziel des früher beschriebenen integrativen Therapiekonzepts ist also erreicht: möglichst baldige Symptomheilung mit gleichzeitiger positiver Veränderung im gesamten familiären Beziehungsnetz, vor allem eine gewisse Abgrenzung des einkotenden Kindes gegenüber der Mutter und Annäherung in der Beziehung zum Vater.

Eine Kontrolle ein halbes Jahr nach Abschluß der Familiengespräche ergibt, daß Ruedi weiterhin sauber ist und daß auch die anderen positiven Veränderungen weiter angehalten haben.

5 Zusammenfassung und Schlußfolgerungen

Die vorliegende Arbeit ist in vier Abschnitte gegliedert.

In einem ersten Teil wurden in einer Literaturübersicht die Ergebnisse der bisherigen wissenschaftlichen Arbeiten über die Enkopresis dargestellt. Dabei zeigte sich, daß seit der letzten umfassenden Darstellung aus dem Jahre 1966 dieses Krankheitsbild wiederholt wissenschaftlich bearbeitet worden ist, wobei aber Falldarstellungen und Therapieverläufe überwiegen und Untersuchungen mit Kontrollgruppen und an größeren Patientengruppen selten sind.

In einem zweiten Teil wurden deshalb drei eigene vergleichende Untersuchungen durchgeführt mit dem Ziel, die Ergebnisse früherer Arbeiten zu überprüfen und nach neuen Erkenntnissen betreffend Ätiologie, Pathogenese, Psychodynamik und Familiendynamik der Enkopresis zu suchen. Es wurde ausgegangen von den Krankengeschichten und den EDV-gerecht verarbeiteten Daten von 7857 Patienten, die in den Jahren 1973 bis 1980 im Kinderpsychiatrischen Dienst des Kantons Zürich (KPD) untersucht worden sind, und daraus wurden 165 Patienten erfaßt, die das Symptom Enkopresis entweder in der Haupt- oder in der Nebendiagnose aufwiesen. Die eigene Untersuchungsmethodik wurde kritisch kommentiert.

Die drei statistischen Untersuchungen umfassen:

— Vergleich zwischen Knaben und Mädchen und Vergleich der Enkopretiker-Gruppe mit dem Gesamtkrankengut des KPD
— Vergleich zwischen Kindern mir primärer und solchen mit sekundärer Enkopresis
— Vergleich der Enkopretiker-Gruppe mit Enuretikern, Kindern mit einer Psychose und Kindern mit einem infantilen psychoorganischen Syndrom.

Von den Ergebnissen sollen die wichtigsten zusammengefaßt werden: Von 165 Enkopretikern waren 78% Knaben und 22% Mädchen. Einkoten wurde bei 63%, Kotschmieren bei 37% der Probanden festgestellt. Einkoten nachts trat bei 3,2% der Fälle auf. Primäre und sekundäre Enkopresisformen wurden je etwa zur Hälfte festgestellt. Eine primäre Enkopresis fand sich signifikant häufiger bei Kindern von gelernten und ungelernten Arbeitern, eine sekundäre signifikant häufiger bei Kindern von Angestellten und Beamten. Die sekundäre Enkopresis trat am häufigsten um das 6. Lebensjahr auf.

48% aller Probanden litten zusätzlich an einer Enuresis, vorwiegend an einer primären Form. Primäre Enkopretiker zeigten signifikant häufiger eine primäre Enuresis, sekundäre Enkopretiker eine sekundäre Enuresis. Tag- und Nachtnässen wurden je zur Hälfte festgestellt. Bei einem Drittel der Probanden fanden sich als weitere Zusatzsymptome Schlafstörungen und bei einem Viertel Eßstörungen, Lügen und Stehlen.

Organische Faktoren (vor allem ein infantiles POS) waren bei Enkopretikern signifikant häufiger festzustellen als bei den Vergleichsgruppen. Es fand sich bei der Gruppe der Enkopretiker keine Häufung von Oligophrenien, hingegen war der Anteil der Probanden hoch, die eine Schulklasse repetieren mußten (12%) und die in eine Sonderklasse eingewiesen wurden (12%).

Eine Trennung der Probanden von ihren Müttern war häufig: Bis zum 5. Lebensjahr waren 22% der Probanden mindestens einmal länger als einen Monat von ihren Müttern getrennt, nach dem 5. Lebensjahr noch 12%.

Bei 18% der Probanden wiesen Geschwister ebenfalls psychische Auffälligkeiten auf, und bei 2,4% litt ein Geschwister auch an Enkopresis. Die Milieuverhältnisse bei den enkopretischen Kindern müssen als sehr schwierig und belastend beurteilt werden: Im Vergleich mit den anderen Gruppen fanden sich bei den Enkopretikern am häufigsten unharmonische Ehen der Eltern (mit teils schweren und offenen, teils verdeckten Ehekonflikten), geschiedene oder verwitwete und wiederverheiratete Eltern. Bei knapp einem Viertel der Probanden war die Schwangerschaft ungewollt und unerwünscht gewesen. 11% der Probanden waren unehelich, vor- oder außerehelich geboren. Bei gut einem Viertel der Probanden wurde ein Elternteil als psychisch krank und bei fast drei Viertel ein Elternteil als psychisch auffällig betrachtet. Sowohl die Väter wie auch die Mütter von Enkopretikern waren häufiger als die Eltern der Vergleichskinder durch schwere psychische Störungen belastet und wiesen signifikant häufiger ein stark gestörtes Erziehungsverhalten auf. Die Väter zeigten häufig eine gleichgültige Erziehungshaltung, die Mütter verhielten sich gehäuft autoritär, perfektionistisch und ablehnend gegenüber den Kindern.

Bei diesen vergleichenden Untersuchungen sowie bei der folgenden katamnestischen Studie muß beachtet werden, daß die Befunde spezifisch sind für diese Probanden, die meist an einer schwereren Form von Enkopresis gelitten haben und erst nach mehreren erfolglosen Therapieversuchen schließlich im Kinderpsychiatrischen Dienst abgeklärt und behandelt worden sind. Die Befunde lassen sich nur bedingt verallgemeinern auf alle Enkopretiker. Vor allem in der pädiatrischen Praxis werden häufig viel weniger schwere Formen von Enkopresis gesehen.

Im dritten Teil wird die eigene katamnestische Untersuchung dargestellt. Mit Hilfe eines halbstrukturierten Interviews und mit Hilfe des Familien-Skulptur-Tests wurde bei 64 Probanden (84,2% der Ausgangsstichprobe) eine Nachuntersuchung durchgeführt (Katamnesezeit = 7 Jahre, Standardabweichung = 1 Jahr).

Die Ergebnisse dieser katamnestischen Studie bestätigten im wesentlichen die früheren Befunde und unterstützten die Ansicht, daß das Symptom Enkopresis als eine ernsthafte Störung des Kindes- und Jugendalters betrachtet werden muß: Während der Katamnesezeit hatten 34% der Probanden eine Klasse repetieren müssen und 27% waren in eine Sonderklasse eingewiesen worden. 50% der Probanden waren nach der kinderpsychiatrischen Abklärung fremdplaziert worden. In 20% der Fälle wurde im Laufe der Katamnesezeit ein schulischer/beruflicher Abstieg festgestellt, gegenüber einem Aufstieg in nur 3% der Fälle. Bei 60% der Probanden traten im Laufe der Katamnesezeit neue, und zwar aggressive Symptome auf, und bei 61% der Probanden neue, und zwar depressive Symptome.

Die Schwere der Störung wurde auch ersichtlich aus der Beurteilung des Krankheitsverlaufs. Nach einer mittleren Katamnesedauer von 7 Jahren zeigten immer noch

14% der Probanden eine enuretische und 14% eine enkopretische Symptomatik. Insgesamt hatten 26,6% der Probanden immer noch Probleme mit ihrer Ausscheidungsfunktion, d.h. daß sie entweder eine Enkopresis oder eine Enuresis oder eine kombinierte Störung aufwiesen.

Es konnte im Rahmen dieser Untersuchung nachgewiesen werden, daß der Zustand der Probanden zum Zeitpunkt des Katamnesegesprächs statistisch signifikant abhängig war von folgenden Faktoren:

— Struktur in der Familie: Enkopretiker aus Familien mit zuviel und zu starrer Struktur zeigten weniger Störungen als Enkopretiker aus Familien mit zu wenig Struktur und Tendenz zur Verwahrlosung.
— Sozialstatus: Enkopretische Kinder von selbständig Erwerbenden und Angestellten zeigten weniger Störungen als Kinder von Arbeitern und Hilfsarbeitern.
— Heimaufenthalt: Enkopretiker, die in einem, oder gar solche, die in mehreren Heimen plaziert worden waren, zeigten deutlich stärkere Störungen als Enkopretiker, die nie plaziert worden sind.
— Primäre/sekundäre Enkopresis: Kinder mit einer sekundären Enkopresis zeigen weniger Störungen als Kinder mit einer primären Enkopresis.
— Durchgeführte Therapien: Enkopretische Kinder, bei denen irgendeine Form von Einzeltherapie oder Elternberatung durchgeführt worden ist, zeigen weniger Störungen als Kinder, bei denen keinerlei therapeutische Versuche unternommen worden sind.

Bei den folgenden Faktoren konnte kein Einfluß auf den Zustand der Probanden zur Zeit des Katamnesegesprächs nachgewiesen werden: Geschlecht — Häufigkeit und Stärke des Einkotens oder Kotschmierens — ob Einkoten oder Kotschmieren oder beide Symptome zusammen vorkamen — ob eine Obstipation bestand oder nicht — ob zusätzlich eine Enuresis vorhanden war oder nicht — ob eine medikamentöse Therapie durchgeführt worden war oder nicht.

Bei den primären Enkopretikern wurde viel häufiger (in 44% der Fälle) ein infantiles POS gefunden als bei den sekundären. Organische Faktoren im Sinne einer neurologischen Unreife scheinen bei den primären Enkopretikern einen stärkeren Einfluß auszuüben. Die primären Enkopretiker stellten sich überhaupt in der katamnestischen Untersuchung als schwerer gestörte, mehr depressiv gerichtete Persönlichkeiten dar, die sekundären als weniger stark gestörte, mehr aggressiv gerichtete Persönlichkeiten.

Familiendynamisch wichtig scheint uns der Befund, daß zur Zeit des Katamnesegesprächs immer noch ein Drittel der Probanden eng an ihre Mutter gebunden war. Im Familien-Skulptur-Test zeigte sich diese ausgeprägte Verstrickung vor allem der männlichen Probanden mit ihren Müttern, wobei diese Probanden gehäuft in der Gruppe der Kinder mit schweren Störungen zu finden waren. Ebenso konnte gezeigt werden, daß das enkopretische Symptom sehr oft in einer Zeit großer familiärer Spannung, Auseinandersetzung und Veränderung auftrat.

Abschließend wird festgestellt, daß die Enkopresis als eine schwere Störung betrachtet werden muß. Vor allem Kinder mit einer primären Enkopresis aus Familien mit zu wenig Struktur und einer Tendenz zur Verwahrlosung sowie Kinder aus einer sozial tieferen Schicht sind speziell gefährdet im Hinblick auf ihre gesamte Persönlichkeitsentwicklung.

Im vierten Teil der vorliegenden Arbeit werden mögliche Therapieansätze aufgezeigt, und es wird ein eigenes Therapiekonzept beschrieben, das versucht, den individuellen Entwicklungsstand des Enkopretikers, die intrapsychische Dynamik, die Familiendynamik und den psychosozialen Hintergrund zu berücksichtigen. Das Ziel dieses *integrativen Therapieansatzes* ist es, eine möglichst schnelle Symptomheilung sowie gleichzeitig wichtige Veränderungen in den festgefahrenen familiären Strukturen und Kommunikationsabläufen zu erreichen.

Ätiologische Überlegungen

Die Enkopresis kann nur durch eine multifaktorielle Ätiologie verstanden werden, wobei eine Vielzahl von Faktoren komplexhaft miteinander verknüpft sein muß. Aufgrund der vorliegenden Arbeit können folgende, für die Entstehung der Enkopresis wichtige Faktoren beschrieben werden:

— konstitutionelle Persönlichkeitsfaktoren
— frühe Traumatisierung
— familiäre Einwirkungen
— auslösende Faktoren
— Eigendynamik der Enkopresis.

Unseres Erachtens kann für die Entstehung der Enkopresis nicht ein Faktor allein ausschlaggebend sein, sondern erst das Zusammenspiel der verschiedenen Faktoren, die im folgenden eingehender beschrieben werden:

1. Konstitutionelle Persönlichkeitsfaktoren. Hier finden wir vor allem Reifungsverzögerungen bei neurologischer Unreife und organische Komponenten im Sinne eines infantilen POS (gehäuft bei primären Enkopretikern). Daneben muß hier die spezielle kindliche Persönlichkeit beachtet werden: Die Enkopretiker sind meist ängstliche, selbstunsichere, passive und wenig kontaktbereite Kinder, die durch eine schlechte Durchsetzungsfähigkeit und eine mangelnde Abgrenzungsfähigkeit auffallen. Gehäuft findet man bei ihnen eine fehlende Trotzphase.

2. Frühe Traumatisierungen. Darunter sind alle frühen und harten äußeren Eingriffe in die Triebfunktion des Kindes zu verstehen. Dies kann eintreten durch frühe Separationstraumata, wobei das Kind diese Trennungen von der Mutter hilflos erduldet — aber auch durch ein rigides und forciertes Sauberkeitstraining, dem die Kinder widerstandslos ausgeliefert sind. Diese frühen Traumatisierungen scheinen Kinder mit einer neurologischen Unreife und schlechten Abgrenzungsmöglichkeiten besonders stark zu bedrohen, so daß sie mit einer apathischen Selbstaufgabe reagieren.

3. Familiäre Einwirkungen. Eine spezielle Familiendynamik scheint nötig, damit sich aufgrund der beiden oben erwähnten Faktoren eine Enkopresis ausbildet: Dazu rechnen wir typische Interaktionsmuster und typische Rollenverteilungen in der Familie. Giovanoli (1983) konnte in seiner Untersuchung zeigen, daß Familien von Enkopretikern ihre Beziehung als nicht veränderbar definieren. Mit spezifischen Strategien versuchen die Familienmitglieder, die Familienregeln zu kontrollieren. Die Mutter kontrolliert mit Depression, Hilflosigkeit oder Krankheit, was durch Induktion von Schuldgefühlen die anderen Familienmitglieder am Durchsetzen ihrer Autonomiewünsche hindert. Der Vater kontrolliert aus Distanz, geht direkter Konfrontation aus dem Weg und zeigt sich unnahbar.

Wir finden in Familien mit einem enkopretischen Kind ausgeprägte Aggressionsprobleme, einen gestörten Umgang mit Ärger, Störungen im Geben und Nehmen sowie eine Infantilisierung und Abwertung des Kindes.

Die Mütter erscheinen unsicher und ängstlich, die Kinder eng an sich bindend. Einerseits dominieren sie und dringen in die Kinder ein, andererseits stoßen sie diese wieder zurück. Die Mütter scheinen unzufrieden und überfordert durch die Tatsache, daß sich die eher schwachen Väter nicht wirklich an der Erziehung und am Familienleben beteiligen und sich allgemein und vor allem in bezug auf Auseinandersetzungen entziehen. Oft werden von den Müttern all diese negativen Aspekte ihrer Partner in ihren enkopretischen Kindern wiedererkannt, so daß sich diese Kinder quasi anbieten, die in der Partnerschaft nicht mögliche Auseinandersetzung und Abgrenzung wenigstens mit dem Kind durchzuarbeiten.

Aufgrund der früher erwähnten Faktoren scheinen sich gerade Kinder, die später eine Enkopresis entwickeln, in Familien mit solchen Interaktionsmustern und Rollenverteilungen als Sündenböcke anzubieten. Das Einkoten scheint solchen Kindern eine Möglichkeit zu geben, auf diese Umweltfaktoren in passiv-abhängiger, direkte Kommunikation vermeidender, aber hintergründig doch aggressive Art zu reagieren und sich durch das Symptom erst noch Aufmerksamkeit und Zuwendung in der Familie zu verschaffen. Das Kind mit Enkopresis versucht auch, mit seinem Symptom die Aggressionen der anderen Familienmitglieder zu kontrollieren, indem es diese auf sich zieht. Es lenkt von ehelichen Spannungen ab und verhindert, daß die Mutter in ein depressives Loch fällt. Diese starke Kontrollfunktion ist Ausdruck der gestörten familiären Hierarchie. Wichtig scheint, daß in Familien mit einem enkopretischen Kind gehäuft schwierigste Milieuverhältnisse herrschen, oft ungewollte und unerwünschte Schwangerschaften auftraten und die Eltern oder ein Elternteil oft psychisch stark belastet und durch die Erziehungsaufgabe überfordert wird.

4. Auslösende Faktoren. Auslösende Mechanismen können einerseits beim Kind gesehen werden in Störungen im Darm- und Analbereich (z.B. Analfissuren, perianale Entzündungen, Bauchaffektionen) oder in den Faktoren, die die Sicherheit des Kindes bedrohen, d.h. in individuellen Stressfaktoren (z.B. Eintritt in den Kindergarten oder die Schule, Geburt eines Geschwisters, Tod eines Familienmitgliedes, soziale Anpassungsschwierigkeiten oder andere ernsthafte Traumata).

Nach auslösenden Mechanismen muß aber auch im Gesamtsystem der Familie gesucht werden: Das Symptom Enkopresis kann nicht einfach als Zeichen einer individuellen Pathologie verstanden werden, sondern muß auch als ein Alarmsignal gesehen werden – ein Alarmsignal für die ganze Familie, das eine tief gestörte familiäre Situation auf verschiedenen Ebenen anzeigt.

Diese Sicht wird dadurch unterstützt, daß das Symptom oft in der Phase einer akuten familiären Krise auftritt, also zur Zeit eines erhöhten Grades von „Familienstress". Bei dieser Krise scheint es sich vor allem um Konflikte in bezug auf Ärger, Abgrenzung und Autonomie zu handeln. Es finden sich oft Krisen in der Beziehung zwischen Vater und Mutter, auf der Eltern- und/oder der Paarebene, oder Krisen in der Gesamtfamilie, meist zwischen den Eltern und einem in einer Ablösungsphase stehenden Geschwisters.

5. Eigendynamik der Enkopresis. Die aus der Symptombildung entstehende Eigendynamik der Enkopresis führt mit der Zeit sowohl das enkopretische Kind als auch die übrige Familie in einen circulus vitiosus, der neben allen negativen Folgen für beide Seiten auch Vorteile mit sich bringt, die das Aufrechterhalten des ganzen Wechselkreises begünstigen: Der Familie wird es dank des enkopretischen Symptoms möglich, ihre ganze eigene Problematik und Feindseligkeit zu verdrängen auf einen Sündenbock. Dadurch, daß die Familie all ihre Aufmerksamkeit auf das Kind konzentriert, muß sie die eigenen gestörten Beziehungen nicht beachten und bearbeiten.

Für das enkopretische Kind ist die Symptomentwicklung letztlich ein Versuch, sich Abgrenzung und Autonomie zu erkämpfen. Dieser Versuch ist für das Kind einerseits sehr qualvoll, weil es sich durch das Symptom verschiedenen Erniedrigungen und Bestrafungen durch die Umwelt aussetzt, seine bisherigen Kontakte verliert und letztlich sozial ausgeschlossen wird. Andererseits erlebt das Kind sehr angenehme Nebenerscheinungen durch das Symptom: Das Kind kann damit Aufmerksamkeit und Zuwendung der Familie weiter auf sich lenken und kann erleben, wie es mit diesem einfachen Vorgang der Sphinkterkontrolle Ärger und Protest ausdrücken und die Eltern und die ganze Familie beherrschen und hilflos machen kann.

Es soll nochmals betont werden, daß nicht ein Faktorenbereich allein, sondern erst das Zusammenspiel verschiedener Teilaspekte für das Symptom Enkopresis verantwortlich gemacht werden kann. Dabei muß auch beachtet werden, daß je nach Fall die einzelnen Faktoren verschieden stark mitbeteiligt sein können.

Literatur

Achenbach TM, Levis M (1971) A proposed model for clinical research and its application to encopresis and enuresis. J Am Child Psychiatry 10:535–544
Ajuriaguerra J (1970) Manuel de Psychiatrie de l'enfant. Masson, Paris
Amsterdam B (1979) Chronic encopresis: a system based psychodynamic approach. Child Psychiatr Hum Dev 9:137–144
Andolfi M (1978) A structural approach to a family with an encopretic child. J Marriage Fam Counseling 4:25–29
Anthony EJ (1957) An experimental approach to the psychopathology of child encopresis. Brit J Med Psychol 30:146–175
Apley J, Keith RM (1965) Das Kind und seine Symptome. Hippokrates, Stuttgart
Artner K, Castell R (1979) Stationäre Therapie von einkotenden Kindern. Prax Kinderpsychol 4: 119–132
Artner K, Castell R (1981) Enkopresis – Diagnostik und stationäre Therapie. In: Steinhausen H (Hrsg) Psychosomatische Störungen und Krankheiten bei Kindern und Jugendlichen. Kohlhammer, Stuttgart, S 93–119
Asperger H (1968) Heilpädagogik, 5. Aufl. Springer, Wien
Bächler A (1980) Querschnittsuntersuchung bei 11-jährigen Schülern des Jahrgangs 1965 der Stadt Winterthur: Resultate bei den Schülern der Sonderklasse D und B. Institut für Medizinische Genetik der Universität Zürich
Baird M (1974) Characteristic interaction patterns in families of encopretic children. Bull Menninger Clinic 38:144–153
Bakwin H (1960) Clinical management of behavior disorder in children, 2nd ed. Saunders, Philadelphia
Baum ME (1979) Encopresis in children. Nursing (Horsham) 9:11
Bellman M (1966) Studies on encopresis. Acta Paediatr Scand, Suppl 170
Bemporad JR, Pfeiffer CM, Gibbs L (1971) Characteristics of encopretic patients and their families. J Am Acad Child Psychiatry 10:272–292
Bemporad JR, Kresch RA, Asnes R, Wilson A (1978) Chronic neurotic encopresis as a paradigm of a multifactorial psychiatric disorder. J Nerv Ment Dis 166:472–479
Berg J, Jones KV (1964) Functional faecal incontinence in children. Arch Dis Child 39:465–472
Binét A (1979) Zur Genese von Störungen der Sphinkterkontrolle. Psyche 12:1114–1126
Bleuler M (1972) Die schizophrenen Geistesstörungen im Lichte langjähriger Kranken- und Familiengeschichte. Thieme, Stuttgart
Blum E, Blum-Sapas E (1946) Vom Sinn und Unsinn der Reinlichkeitsgewöhnung. Monatsschr Psychiatr Neurol 112
Boucharlat J, Salomon R, Pellat J, Wolf R (1969) L'encopresie. Grenoble Met Chir 7:237–240
Christophersen ER, Berman R (1978) Encopresis treatment. Issues Compr Pediatr Nurs 3:51–66
Coché JA, Freedmann P (1975) Behandlung eines Falles von Enkopresis durch Phantasietherapie in einer Gruppe von Kindern. Prax Kinderpsychol 1:26–32
Comby J (1899) Traité des maladies de l'enfant, 3rd ed. Rueff, Paris, pp 424–435
Connell HM (1972) The practical management of encopresis. Austr Pediatr J 8:273–278
Davidson M (1958) Constipation and fecal incontinence. Pediatr Clin North Am 5:749–757
Davidson M, Kugler MM, Bauer CH (1963) Diagnoses and management in children with severe and protracted constipation and obstipation. J Pediatr 62:261–275
Dufour R (1982) Pour une approche structurale et dynamique de l'encoprésie. Thèse Université de Genève. Editions Médecine et Hygiène, Genève

Duhamel J, Ngo Guang Binh (1968) Demembrement de l'encoprésie. Vie Med 49:791–798
Easson WM (1960) Encopresis psychogenic soiling. Can Med Assoc J 82:624–628
Erikson HE (1957) Kindheit und Gesellschaft. Pan, Zürich Stuttgart
Ernst C, Angst J (1983) Birthorder – its influence on personality. Springer, Berlin Heidelberg New York
Ernst K, Ernst C (1965) 70 zwanzigjährige Katamnesen hospitalisierter neurotischer Patientinnen. Schweiz Arch Neurol Neurochir Psychiatr 95:360–415
Fanconi G, Wallgren A (1972) Lehrbuch der Pädiatrie. Schwabe, Basel
Feer E (1934) Lehrbuch der Kinderheilkunde. Fischer, Jena
Fisher SM (1979) Enkopresis. In: Basic handbook of child psychiatry, vol II. Noshpitz, Basic Books, New York, pp 556–558
Fowler GB (1882) Incontinence of feces in children. Am J Obstet Dis Wom 15:984
Fraiberg S (1972) Die magischen Jahre. Rowohlt, Reinbek
Frederking U (1975) Häufigkeiten somatischer und sozialer Bedingungen von Verhaltensstörungen 10jähriger Schulkinder. Prax Kinderpsychol Kinderpsychiatr 24:204–213
Freeman N (1978) Faecal soiling and constipation in children. Practitioner 221:333–337
Frey D (1980) Querschnittsuntersuchung bei 11jährigen Schülern des Jahrgangs 1965 der Stadt Winterthur: Resultate bei 104 Repetenten. Institut für Medizinische Genetik der Universität Zürich
Frijling-Schreuder EC (1974) Was sind das – Kinder? Suhrkamp, Frankfurt
Gerth JH (1980) Querschnittsuntersuchung bei 11jährigen Schülern des Jahrgangs 1965 der Stadt Winterthur: Resultate bei 100 überdurchschnittlich erfolgreichen Kontrollprobanden. Institut für Medizinische Genetik der Universität Zürich
Giovanoli G-A (1983) Familiendynamik bei Enkopresis. Med Diss, Univ Zürich
Harbauer H (1975) Kinder- und Jugendpsychiatrie. Leitfaden für die Praxis, 2. Aufl. Deutscher Ärzteverlag, Köln
Harbauer H (1978) Das aggressive Kind. Monatsschr Kinderheilkd 126:472–478
Hein HA, Beerens JJ (1978) Who should accept primary responsability for the encopretic child? Clin Pediatr (Phila) 17:67–70
Henning H (1977) Einige Ergebnisse psychologischer Untersuchungen bei Enuretikern und Enkopretikern im Kindesalter. Aerztl Fortb 9:431–434
Hennoch E (1887) Vorlesungen über Kinderkrankheiten, 3. Aufl. Hirschwald, Berlin
Hertl M (1977) Pädiatrische Differentialdiagnose. Thieme, Stuttgart
Herzka HS (1972) Das Kind von der Geburt bis zur Schule. Schwabe, Basel Stuttgart
Herzka HS (1978) Kinderpsychiatrische Krankheitsbilder. Schwabe, Basel Stuttgart
Herzka HS (1981) Kinderpsychopathologie. Schwabe, Basel Stuttgart
Herzog JM (1982) Fathers and young children. In: Anthony EJ, Chiland C (eds) Children in turmoil: Tomorrows parents. Pergamon Press, Oxford New York Paris Frankfurt
Hoag JM, Norriss NG, Himeno ET, Jacobs J (1971) The encopretic child and his family. J Am A Acad Child Psychiatry 10:242–256
Hungerland H (1942) Chronische Obstipation als Ursache für Incontinentia alvi. Arch Kinderheilkd 108:43
Huschka M (1942) The child's response to coercive bowel training. Psychosom Med 4:301–308
Illingworth RS (1968) The normal child, 4th ed. Churchill, London
Jekelius E (1936) Incontinentia alvi im Kindesalter. Arch Kinderheilk 109:129
Kadinsky D (1973) Enkopresis. In: Biermann G (Hrsg) Handbuch der Kinderpsychotherapie. Reinhardt, München
Kanner L (1953) Child psychiatry, 2nd ed. Thomas, Springfield
Keilbach H (1976) Aus der Behandlung eines achtjährigen Jungen mit Enkopresis acquisita als Hauptsymptom. Prax Kinderpsychol 3:81–91
Keilbach H (1977) Untersuchung an acht Kindern mit der Hauptsymptomatik Einkoten. Prax Kinderpsychol 4:117–128
Keller W, Wiskott A (1969) Lehrbuch der Kinderheilkunde. Thieme, Stuttgart
Klackenberg G (1971) A prospective longitudinal study of children. Acta Paediat Scand Suppl 224
Klimm H (1981) (Persönl Mitt)

Klosinski G (1979) Über die Bedeutung der Haustiere im familiendynamischen Gleichgewicht. Psychother Med Psychol (Stuttg) 29:221–225
Krisch K (1980a) Eine vergleichende Untersuchung zum „Enkopretischen Charakter". Prax Kinderpsychol 2:42–47
Krisch K (1980b) Die stationäre Behandlung dreier Enkopretiker. Prax Kinderpsychol 4:117–124
Krisch K (1983) Enkopresis als Schutz vor homosexuellen Belästigungen. Prax Kinderpsychol 1:260–265
Krisch K, Erhard R (1978) Kritische Überlegungen zur Verhaltenstherapie bei Kindern. Prax Kinderpsychol 27:60–63
Krisch K, Jahn J (1981) Anamnesedaten und Untersuchungsergebnisse von 36 Enkopretikern. Z Kinder Jugendpsychiat 9:16–29
Largo RH, Stutzle W (1977a) Longitudinal study of bowel and bladder control by day and night in the first six years of life: The interrelations between bowel and bladder control. Develop Med Child Neurol 19:598–606
Largo RH, Stutzle W (1977b) The role of potty-training and the child's initiative. Dev Med Child Neurol 19:607–613
Largo RH, Gianciaruso M, Prader A (1978) Die Entwicklung der Darm- und Blasenkontrolle von der Geburt bis zum 18. Lebensjahr. Schweiz Med Wochenschr 108:155–160
Lempp R (1956) Ätiologie des kindlichen Einstuhlens. Z Psychother Med Psychol 6:206–218
Levine MD (1975) Children with encopresis. A descriptive analysis. Pediatrics 56:412–416
Levine MD (1977) Training gegen Enkopresis. Med Trib Schweiz 3:14
Levowitz HJ, Goldstein G (1979) Encopresis in adolescence: two case studies. Adolescence 14:297–311
Lifshitz M, Chovers LL (1972) Encopresis among Israeli Kibbutz children. Isr Ann Psychiatry 10:326–349
Lutz J (1967) Langfristig beobachtete Lebensläufe psychisch auffälliger Kinder. Jahrbuch für Kinderpsychiatrie und ihre Grenzgebiete, Bd V, S 47–55
Lutz J (1968) Kinderpsychiatrie, 3. Aufl. Rotapfel, Zürich Stuttgart
Masson O, Perrenoud M (1966) L'encoprésie. Rev Med Suisse Romande 86:253–259
Mendenhall W (1890) Neurotic incontinence of faeces. Medical Standard 8:126
Meunier P, Mollard P, Marechal JM (1976) Physiopathology of megarectum: The association of megarectum with encopresis. Gut 17:224–227
Müller-Küppers M (1981) Die Psychosomatik im Kindesalter. In: Jores A (Hrsg) Praktische Psychosomatik, 2. Aufl. Huber, Bern Stuttgart
Neill AS (1959) Theorie und Praxis der antiautoritären Erziehung. Rowohlt, Reinbek
Niedermeyer K, Parnitzke KH (1963) Die Enkopresis. Beobachtungen somatischer, pneum- und elektroencephalographischer sowie psychischer Befunde. Z Kinderheilk 87:404–431
Nissen G (1971) Depressive Syndrome im Kindes- und Jugendalter. Springer, Berlin Heidelberg New York
Nissen G (1976) Enkopresis. In: Harbauer H, Lempp R, Nissen G, Strunk P (Hrsg) Lehrbuch der speziellen Kinder- und Jugendpsychiatrie. Springer, Berlin Heidelberg New York
Nurcomb B (1972) Psychogenetic megacolon. Med J Aust 59:1178–1182
Olatawura MO (1973) Encopresis. Acta Paediat Scand 62:358–364
Ostheimer M (1905) Incontinence of feces in children. Univ Penn Med Bull 17:405–409
Oxenius K (1949) Über Enkopresis. Kinderaerztl Prax 17:384–386
Pototzky C (1925) Die Encopresis. In: Schwarz O (Hrsg) Psychogenese und Psychotherapie körperlicher Symptome. Springer, Berlin
Prim J (1980) Querschnittsuntersuchung bei 11jährigen Schülern des Jahrgangs 1965 der Stadt Winterthur: Resultate bei 120 bei Schuleintritt Zurückgestellten. Institut für Medizinische Genetik der Universität Zürich
Probst P, Asam U, Frantz E (1980) Eine Katamnesestudie zur psychosozialen Integration von Erwachsenen mit Enkopresis im Kindes- und Jugendalter. Z Kinder Jugendpsychiatr 8:135–149
Prugh DG (1954) Child experience and colonic disorders. Annu NY Acad Sci 58:355–376

Remplein H (1969) Die seelische Entwicklung des Menschen im Kindes- und Jugendalter. Reinhardt, München Basel

Remschmidt H, Dauner J, Schulz U (1974) Zur Strukturanalyse des Krankengutes einer psychiatrisch-psychotherapeutischen Station für Kinder und Jugendliche. Prax Kinderpsychol 2: 42–46

Richter HE (1958) Beobachtungen an 14 Kindern mit chronischer Obstipation. Psyche 12:291–308

Rick H, Riedrich FW (1978) Enkopresis bei zeitbegrenzt stationär betreuten Kindern. Prax Kinderpsychol 4:109–116

Rivière A (1898) Incontinence fécale par regorgement chez une fillette de douze ans. Med Mod 9: 308

Rutter M (1981) Hilfen für milieugeschädigte Kinder. Reinhardt, München Basel

Rutter M, Tizard J, Whitemore K (1978) Education, health and behaviour. Longmans, London

Rutter M, Shaffer D, Sturge M (1977) Multiaxiales Klassifikationsschema für psychiatrische Erkrankungen im Kindes- und Jugendalter. Remschmidt H, Schmidt M (Hrsg). Huber, Bern Stuttgart

Schäfer CE (1978) Treating psychogenic encopresis: a case study. Psychol Rep 42:98

Schärli AF (1981) Über Analyse und Diagnostik von Inkontinenzstörungen. Schweiz Rdsch Med Praxis 70:656–661

Schilling W (1891) Unwillkürliche Stuhlentleerung der Jugend. Dtsch Med Z 12:691

Schlack H (1961) Nervenkrankheiten im Kindesalter. Hyppokrates, Stuttgart

Schmid W (1980) Querschnittsuntersuchung bei 11jährigen Schülern des Jahrgangs 1965 der Stadt Winterthur. Institut für Medizinische Genetik der Universität Zürich

Schönfelder T (1979) Familientherapeutische Aspekte in der Kinder- und Jugendpsychiatrie. Acta Paedopsychiatr (Basel) 44:169–177

Schücking B (1981) Psychosomatik des Kindes – aus familientherapeutischer Sicht. Reinhardt, München Basel

Schwidder W (1975) Zur Symptomatik und Ätiologie der Enuresis und Enkopresis. Schriften zur Psychoanalyse der Neurosen und psychosomatischen Medizin. Hogrefe, Göttingen

Schwidder W (1975) Schriften zur Psychoanalyse der Neurosen und psychomatischen Medizin. Vandenhoeck & Ruprecht, Göttingen

Selvini-Palazzoli M, Boscolo L, Cecchin G, Prata G (1977) Paradoxon und Gegenparadoxon. Klett, Stuttgart

Shane M (1967) Encopresis in a latency boy. Psychoanal Study Child 22:296–318

Sheinbein M (1975) A triadic-behavioral approach to encopresis. J Fam Counseling 58–61

Shirley H (1938) Encopresis in children. J Pediatr 12:367–380

Shirley H (1963) Pediatric psychiatry. Harvard University Press, Cambridge

Silber DL (1969) Encopresis: A discussion in etiology and management. Clin Pediatr 8:225–229

Sours J (1973) Physical, mental and therapeutic aspects of anorexia nervosa. Int J Child Psychother 2:419–439

Spitz RA (1935) Frühkindliches Erleben und Erwachsenenkultur bei den Primitiven. Imago 3: 367–387

Stegat H (1975) Verhaltenstherapie der Enuresis und Enkopresis. Z Kinder Jugendpsychiatr 3: 149–173

Stern E (1950) Jugendpsychologie. Hippokrates, Stuttgart

Stier E (1924/25) Das Einschmutzen der Kinder und seine Beziehung zum Einnässen. Z Kinderforsch 30:125

Stiles WF (1978) Neurogenic bladder of non-neurogenic origin. JAOA 3:199–202

Strunk P (1976) Enkopresis. In: Harbauer H, Lempp R, Nissen G, Strunk P (Hrsg) Lehrbuch der speziellen Kinder- und Jugendpsychiatrie. Springer, Berlin Heidelberg New York

Taichert LC (1971) Childhood encopresis. Neurodevelopmental family approach to management. Calif Med 115:11–18

Thom DA (1928) Everyday problems of the everyday child. New York Appleton

Thorling J (1923) Einige Typen von Incontinencia alvi bei Kindern. Med Rev Bergen 40:97

Tinschmann P (1980) Enkoprese. In: Bachmann KD (Hrsg) Pädiatrie in Praxis und Klinik. Fischer, Thieme, Frankfurt Stuttgart
Tramer M (1964) Lehrbuch der allgemeinen Kinderpsychiatrie, 4. Aufl. Schwabe, Basel Stuttgart
Wagerer M (1977) Vier Fallskizzen über Jungen mit dem Symptom Enkopresis. Prax Kinderpsychol 1:21–27
Wallace A (1888) Incontinence of faeces for three years. St Bart Hosp Rep 24:260
Warson SR (1954) The dynamics of encopresis. Am J Orthopsychiatry 24:402–415
Weber A (1972) Psychosomatische Störungen im Kindesalter. Psychosom Med 4:100–111
Weber A (1973) Daseinsanalyse und psychosomatische Medizin. Fortbildungskurse Schweiz Ges Psych 6:14–21
Weissenberg S (1926) Über Enkopresis. Z Kinderheilkd 40:674–677
Whiting JW, Child JL (1953) Child training and personality. Yale University Press, New Haven
Wille A (1981) Indikation zur Einzel- oder Familientherapie in der Kinder- und Jugendpsychiatrie. Schweiz Aerztezeitung 22:1609–1616
Wille A (1982) Der Familienskulptur-Test. Prax Kinderpsychol 4:150–155
Winnicott DW (1969) Kind, Familie und Umwelt. Reinhardt, München Basel
Witzig K (1973) Entwicklung psychisch abnormer, besonders schizoid-psychopathischer und schizophrenie-gefährdeter Kinder anhand langfristiger Katamnesen. Europäische Hochschulschriften Bd 11. Lang, Bern Frankfurt
Wolters WHG (1971) Encopresis. Psychother Psychosom 19:266–287
Wolters WHG (1974) A comparative study of behavioural aspects in encopretic children. Psychother Psychosom 24:86–89
Wolters WHG (1978) The influence of environmental factors on encopretic children. Acta Paedopsychiatr (Basel) 43:159–172
Wolters WHG, Wauters EAK (1975) A study of somatopsychic vulnerability in encopretic children. Psychother Psychosom 26:27–34
Wright L (1973) Handling the encopretic child. Professional Psychology 4:137–144
Wright L (1975) Outcome of a standaridzed program for treating psychogenic encopresis. Professional Psychology 6:453–456
Wright L, Walker CE (1978) Case histories and shorter communications: a simple behavioral treatment program for psychogenic encopresis. Behav Res Ther 16:209–212
Züblin W (1972) Das schwierige Kind, 3. Aufl. Thieme, Stuttgart
Züblin W (1983) Depression bei Kindern. Gazette Médicale, Schweiz Zeitschr für moderne Therapie und Fortbildung 1a:55–57
Zulliger H (1965) Bausteine zur Kinder-Psychotherapie. Huber, Bern Stuttgart

Sachverzeichnis

Abführmittel 36
Allmachtphantasien 30
Altersverteilung 4, 50, 59, 81, 85
Ängste 10
Ärger 20, 21
Ätiologie 21, 23, 33, 133–135
Außenkontakte 101

Bauchschmerzen 10
Begleitsymptome 65–67, 81, 89, 96
Behandlung, ambulante 37
Behandlung, stationäre 37
Beruf 101
Broken home 93, 94
Bürgerort 48

Darmkrankheiten 23
Daseinsanalyse 29
Definition 1
Depression 15
Diagnose 6
Diät 36
Diarrhoe 23
Differentialdiagnose 6
Dyspepsie 23

Ehe, elterliche 18, 62
Eheprobleme 88
Einkoten, bewußtes 45
Einkoten, nachts 65
Einläufe 36
Einweisungsgrund 68
Einzelkinder 16
Einzeltherapie 38, 99, 121
Elektroencephalogramm 22
Elternberatung 99
Elternpersönlichkeit 54–57, 61, 83
Endogene Faktoren 21
Enkopresis, primäre 35, 41, 57–66, 81, 89, 92, 111
Enkopresis, sekundäre 35, 41, 57–66, 81, 89, 92, 111
Entwicklung, frühkindliche 24
Entwicklungspsychologie 24
Entwicklungsrückstände 63, 81

Enuresis 9, 10, 65, 66, 89, 95, 96
Epidemiologie 3
Erkrankungsalter 59
Erstgeborene 16
Erziehungshaltung der Eltern 54–57
Erziehungsschwierigkeiten 10, 52
Eßprobleme 10

Familie 17, 107, 108
Familiendynamik 19, 32
Familienskulpturtest 107
Familienstress 134
Familientherapie 40, 122
Familienzusammensetzung 88
Fingerfarben 38
Fremdplazierung 15
Frequenz 4
Freudsche Sicht 30
Frühbehandlung 120
Früherfassung 35

Geburtenreihe 53, 71, 82
Geburtsanamnese 24, 63
Geldprobleme 18
Genetische Faktoren 21
Gesamtzustand 103
Geschlechtsverteilung 3, 49, 58, 68, 80, 85, 87
Geschwister 10, 16, 17, 53, 63, 71, 82
Geschwistereifersucht 17, 90, 93
Großelterngeneration 21

Häufigkeit 3, 49, 80
Heimplazierung 100, 105, 112
Hypothesen 84
Hypothesenüberprüfung 113

Ich-Störung 31
Infantiles POS 22, 24, 90, 110
Infantilisation 20
Intelligenz 22, 64, 76, 81, 90, 102

Jactatio 10
Jungsche Sicht 30

Kasuistik 113—119
Katamnesedauer 85
Katamnesen 41, 84—119
Katamnesezusammenfassung 109—113
Klistiere 36
Kommunikationsstörung 21
Kontaktstörung 103
Kopfschmerzen 10
Kotschmieren 1, 59, 81, 110

Leistungsstörungen 103
Lernstörungen 15
Lerntheorie 31
Literaturkritik 44

Medikamente 120
Milieuverhältnisse 53, 70, 71, 82, 92, 93
Milieuwechsel 16
Mütter 12, 55—57, 74—76, 83
Multikausalität 33

Nägelbeißen 10
Negativismus 10
Neurologische Unreife 21
Neurotische Symptome 10

Obstipation 10, 23, 89, 102, 111
Organische Faktoren 21, 81
Organische Störungen 63

Pädiater 36
Partnerwahl 42
Persönlichkeitsfaktoren 133
Plazierungen 100
Präpsychotisches Verhalten 15
Prognose 43

Reifungsverzögerung 22
Reliabilität 47, 48

Sauberkeitserziehung 24—27
Scheidung 92
Schlafstörungen 10
Schmieren 1, 35
Schulbewährung 11, 65, 93, 101, 110

Schulprobleme 11
Schulschwierigkeiten 52
Schwangerschaft 24, 63
Separationstrauma 16
Soziale Schicht 18
Soziale Situation 60, 101, 111, 112
Sozialstatus 88, 105
Sphinkterkontrolle 25, 26
Sprachstörungen 21
Stehlen 10
Störungen, psychoreaktive 79, 80
Stottern 10
Stress 33, 134
Struktur 88, 104
Stuhlentleerung 29
Stuhlretention 29
Stuhltraining 36
Suiziddrohungen 10
Sündenbockrolle 32, 33
Symptome, aggressive 97
Symptome, depressive 97
Symptomentwicklung 42, 109
Symptomheilung 35
Symptomstopp 94, 95
Symptomträger 33

Therapie 34, 106, 107, 112, 120—127
Traumatisierung 133
Trennungserlebnisse 33, 63, 82

Überlaufenkopresis 1
Umgebungsfaktoren 20, 33
Unreife, neurologische 24, 133

Validität 47, 48
Väter 13, 54—56, 72—74, 83
Verhalten 7, 65
Verhaltenstheorie 31
Verhaltenstherapie 37

Wohnverhältnisse 17, 101

Zurückhaltung 20
Zusatzsymptome 65—67
Zuweisungsgrund 52

MIX
Papier aus verantwortungsvollen Quellen
Paper from responsible sources
FSC® C105338

If you have any concerns about our products,
you can contact us on
ProductSafety@springernature.com

In case Publisher is established outside the EU,
the EU authorized representative is:
Springer Nature Customer Service Center GmbH
Europaplatz 3, 69115 Heidelberg, Germany

Printed by Libri Plureos GmbH
in Hamburg, Germany